住院医师超声医学PBL教学培训系列教程

乳腺疾病超声图解100例

总 主 编　姜玉新　何 文　张 波

主 　 编　张 波　杨高怡　孝梦甦

副 主 编　刘 健

编者名单（按姓氏笔画排序）

于天琢　马姣姣　马斯琪　王亮凯　卢 潇

田 艳　刘 健　汤珈嘉　孙 欢　孙 脉

孙宏亮　孝梦甦　李惠霖　杨高怡　张 波

张 莹　陆薇丹　武敬平　周彤彤　郑宇觐

赵小华　贾欣颖　席雪华　谢尚宏

绘 　 画　郭显鹏

编写秘书　席雪华

U0284266

人民卫生出版社
·北 京·

图书在版编目（CIP）数据

乳腺疾病超声图解 100 例 / 张波，杨高怡，孝梦甦主编 . —北京：人民卫生出版社，2023.7
ISBN 978-7-117-34015-1

Ⅰ. ①乳… Ⅱ. ①张…②杨…③孝… Ⅲ. ①乳房疾病 —超声波诊断 —图解 Ⅳ. ①R655.804–64

中国版本图书馆 CIP 数据核字（2022）第 208347 号

人卫智网	www.ipmph.com	医学教育、学术、考试、健康，购书智慧智能综合服务平台
人卫官网	www.pmph.com	人卫官方资讯发布平台

乳腺疾病超声图解 100 例
Ruxian Jibing Chaosheng Tujie 100 Li

主　　编：张　波　杨高怡　孝梦甦
出版发行：人民卫生出版社（中继线 010-59780011）
地　　址：北京市朝阳区潘家园南里 19 号
邮　　编：100021
E - mail：pmph @ pmph.com
购书热线：010-59787592　010-59787584　010-65264830
印　　刷：北京盛通印刷股份有限公司
经　　销：新华书店
开　　本：787 × 1092　1/16　印张：16
字　　数：389 千字
版　　次：2023 年 7 月第 1 版
印　　次：2023 年 7 月第 1 次印刷
标准书号：ISBN 978-7-117-34015-1
定　　价：115.00 元

"人民健康是社会文明进步的基础"。医学生的毕业后教育是整个医学教育体系中一个重要阶段,也是院校基础教育过渡到临床医学教育的桥梁,有助于刚毕业的医学生充实专业知识,加强医学实践,提高独立的临床思维能力和专业技术能力。

2014年6月30日,《关于医教协同深化临床医学人才培养改革的意见》的发布标志着我国临床医学教育发展进入新的历史阶段,意义重大,影响深远。经过多年的努力,目前已基本建成院校教育、毕业后教育、继续教育三阶段有机衔接的中国特色的标准化、规范化临床医学人才培养体系,即以"5+3"为主体的临床医学人才培养体系:5年临床医学本科教育后,再加3年住院医师规范化培训或3年临床医学硕士专业学位研究生教育。

超声医学科住院医师培养的核心是提高住培学员的自我学习能力和超声诊断思维能力,而目前的教学方式为理论授课和临床实践,缺乏激发医学生独立深度思考、解决问题的环节,且评估体系不完善,同时,使用的教材参差不齐,参考书籍深浅不一,无法满足标准化、规范化培养临床医学人才的目的。基于问题学习(PBL)的教学是以问题为学习起点,教师课前提出问题并围绕问题编写教案,学生通过查找资料,以小组协作的方式找到问题的答案,课后及时进行自我评价、小组评价,教师进行分析、总结的方式来进行教学,整个学习过程由学生主导,培养学生自我学习能力和超声诊断思维能力,与传统教学方法相比较,其优势显著。

中日友好医院超声医学科注重住培学员、进修生和研究生的培养,近年来,创新性地引入了有别于传统教学方式的PBL教学模式,取得了较好的效果。经过充分的材料准备和精心策划,科室组织超声领域各个亚专业专家编写了本套教材,共10册,内容包括住院医师超声医学PBL教案及甲状腺疾病、乳腺疾病、妇科疾病、产科疾病、外周血管疾病、胰腺疾病、腹部血管疾病、先天性心脏病、颅内血管疾病的典型病例,集中展示了PBL教学内容中所涉及的常规、典型、疑难、特殊疾病。该套教材的编写目的在于促进PBL教学方法在超声专业领域推广,辅助学生加深对相关专业知识的直观领悟和融会贯通。

感谢中日友好医院超声医学科及参与教材编写的各位专家、教授,感谢各位为超声医学教育所付出的辛勤努力。期待本套教材能够对提高住院医师自我学习能力和超声诊断思维能力起到推进作用,成为住院医师规范化培训过程中行之有效的辅助工具。由于编者经验有限,疏漏在所难免,敬祈各位专家、同行批评指正!

姜玉新 何 文 张 波
2023年1月

前　言

　　超声在乳腺疾病的筛查、诊断、微创诊疗、疗效评估等方面发挥越来越重要的作用。灰阶和彩色多普勒超声可通过乳腺病灶征象进行良恶性评估,并通过 ACR BI-RADS 分类系统对病灶进行风险分层,指导临床实践。近年来兴起的新技术,诸如超声弹性成像、超声造影等,对乳腺病灶提供形态学之外的机械力学(弹性)和微血流灌注信息,是乳腺疾病临床研究和应用的热点。

　　以问题为导向的教学方法(PBL)是基于现实事件的、以学生为中心的教育方式。PBL教学是在教师的引导下,"以学生为中心,以问题为基础",采用小组讨论的形式,学生围绕问题独立收集资料、发现问题、解决问题,培养学生自主学习能力和创新能力的教学模式。在超声 PBL 教学中,教师参与问题讨论,在讨论中引领学生复习解剖知识、超声检查方法及典型乳腺疾病的超声表现,回答学生提出的问题,还要针对学生讨论的内容进行及时修正与补充。本书旨在弥补 PBL 教学过程中,乳腺疾病超声诊断病例分析方面资料不足之短板。

　　本书从中日友好医院、北京协和医院、杭州市第一人民医院近些年乳腺疾病超声诊断方面的典型病例中,精心筛选出"100 例",以病理结果为基础,对病例的临床表现、常规超声、弹性成像、超声造影等新技术应用、超声及其他影像学征象分析、诊断思路、BI-RADS 分类和临床处置推荐进行全方位展示。我们希望通过这些病例,能够拓宽超声医师,尤其是住院医师和研究生对乳腺疾病超声诊断的认识广度,在超声技术精益求精的同时,重视超声以外的各种临床证据,能够将临床和超声影像结合起来,完善超声诊断思路,提高乳腺疾病诊断的准确率,更好地服务于临床。

　　本书在编写过程中,查阅了大量国内外同行所发表的文献和书籍资料,在此向传播知识的前辈们致以诚挚的感谢!此外,还得到了诸多专家、青年医师和研究生大力指导、支持和帮助,在此表示衷心的感谢!

　　由于作者水平和经验有限,书中难免存在疏漏和不足之处,恳请各位同道不吝赐教和批评指正。

张　波　杨高怡　孝梦甦

2023 年 7 月

目　录

病例 1

【病史】女,23 岁。自行触及右乳肿物 2 周。

【实验室检查】无异常。

【其他影像学检查】无。

【超声表现】见图 1-1。

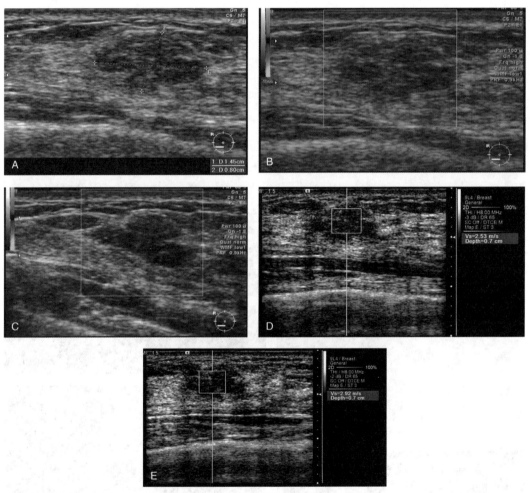

图 1-1 右乳外下象限结节声像图表现

灰阶图(A)示右乳外下象限见实性低回声结节,大小约 1.5cm×0.8cm×0.9cm,形态规则(椭圆形,边缘浅分叶状),边界清晰,后方回声无改变;彩色多普勒血流成像(CDFI)(B、C)示病变内及周边未探及明显血流信号,Adler 血流评分 0 分;声脉冲辐射力弹性成像(ARFI)(D、E)示病变剪切波速度(SWV)为 2.53 及 2.93m/s(建议截断值 4.05m/s),提示病变偏软。

【超声诊断】右乳实性结节,乳腺影像报告和数据系统(breast imaging reporting and data system,BI-RADS)3 类。

【超声诊断依据】结节特征:实性、低回声、形态规则(椭圆形,边缘浅分叶状),边界清晰,后方回声无改变。CDFI 示病变内及周边无血流信号。剪切波弹性成像提示病变偏软。BI-RADS 3 类。

【推荐】定期随访观察,半年 1 次或每年 1 次。因患者要求,1 个月后行手术切除。

【病理诊断】纤维腺瘤。

病例 1.1

【病史】女,78 岁。查体发现左乳肿物 1 个月。

【实验室检查】无异常。

【其他影像学检查】外院钼靶提示 BI-RADS 4 类。

【超声表现】见图 1.1-1。

【超声诊断】左乳结节,BI-RADS 4A 类。

【超声诊断依据】结节特征:实性、低回声、形态规则,边缘光整,边界清晰,后方回声增强,可见侧方声影。彩色多普勒血流成像(color Doppler flow imaging,CDFI)示病变内血流丰富,阻力指数(resistance index,RI)呈低阻。应变弹性成像提示病变软。BI-RADS 4A 类。

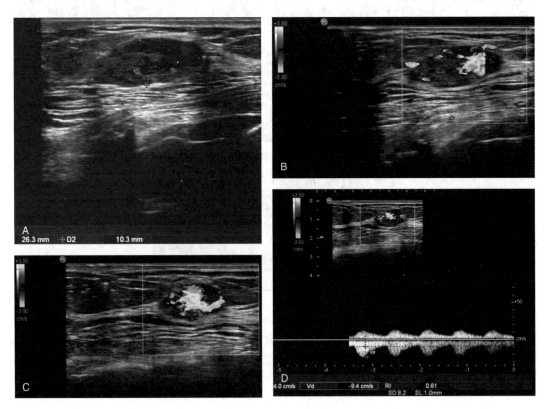

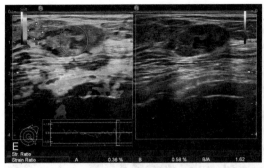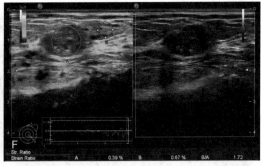

图 1.1-1 左乳外上象限结节声像图表现

灰阶图（A）示左乳外上象限见低回声结节，大小约 2.6cm×1.0cm×1.3cm，形态规则，边缘光整，边界清晰，内见小囊变区，后方回声增强，可见侧方声影；彩色多普勒学流成像（CDFI）（B、C）示病变内丰富动脉血流信号，Adler 血流评分 3 分；频谱多普勒（D）示病变内血流峰值流速（PSV）为 24.0cm/s，阻力指数（RI）为 0.61；应变弹性成像（E、F）示病变整体及周围呈绿色，弹性评分 1 分（建议截断值 3~4 分），应变率比值 1.72（建议截断值 3.11）。

【推荐】建议穿刺活检。3 天后患者行超声引导下粗针穿刺活检。

【病理诊断】纤维腺瘤。

病例 1.2

【病史】女，38 岁。洗澡时自行触及左乳肿物 2 周。

【实验室检查】无异常。

【其他影像学检查】外院钼靶提示左乳结节，BI-RADS 4 类。

【超声表现】见图 1.2-1。

【超声诊断】左乳结节，BI-RADS 3 类。

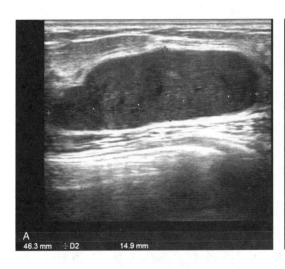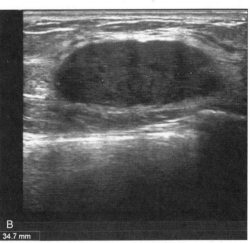

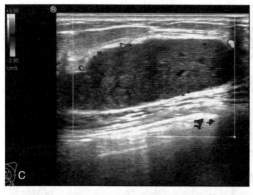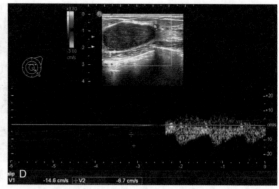
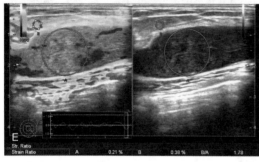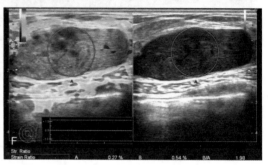

图 1.2-1　左乳结节声像图表现

灰阶图（A、B）示左乳 12 点钟方向见低回声结节，大小约 4.6cm×1.5cm×3.5cm，形态规则，边缘浅分叶，边界清晰，后方回声增强，可见侧方声影；CDFI（C）示病变内点状血流信号，Adler 血流评分 1 分；频谱多普勒（D）示病变内血流峰值流速 14.6cm/s，RI 为 0.54；应变弹性成像（E、F）示病变呈蓝绿相间，弹性评分 2 分（建议截断值 3~4 分），应变率比值 1.98（建议截断值 3.11）。

　　【超声诊断依据】结节特征：实性、低回声、形态规则，边缘浅分叶，边界清晰，后方回声增强，可见侧方声影。CDFI 示病变内见点状血流信号，RI 呈低阻。应变弹性成像提示病变软。BI-RADS 3 类。

　　【推荐】定期复查。因患者要求，1 周后行手术切除。

　　【病理诊断】纤维腺瘤。

病例 1.3

　　【病史】女，64 岁。体检发现左乳肿物半年余。

　　【实验室检查】无异常。

　　【其他影像学检查】无。

　　【超声表现】见图 1.3-1。

　　【超声诊断】左乳结节，BI-RADS 3 类。

　　【超声诊断依据】结节特征：实性、低回声、形态规则，边缘光整，边界清晰，后方回声增强，可见侧方声影。CDFI 示病变内无明显血流信号。应变弹性成像提示病变软。BI-RADS 3 类。

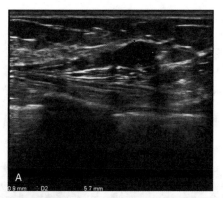

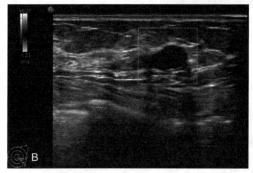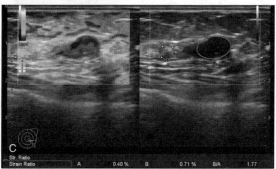

图 1.3-1 左乳外下象限结节声像图表现

灰阶图(A)示左乳外下象限见实性低回声结节,大小约 1.1cm×0.6cm×0.8cm,形态规则,边缘光整,边界清晰,后方回声增强,可见侧方声影;CDFI(B)示病变内无明显血流信号,Adler 血流评分 0 分;应变弹性成像(C)示病变呈蓝绿相间,弹性评分 2 分(建议截断值 3~4 分),应变率比值 =1.77(建议截断值 3.11)。

【推荐】定期复查。因患者要求,2 个月后行手术切除。

【病理诊断】纤维腺瘤。

病例 1.4

【病史】女,46 岁。体检发现右乳肿物 1 个月。

【实验室检查】无异常。

【其他影像学检查】磁共振成像(MRI)检查提示右乳外上象限肿物,见图 1.4-1。BI-RADS 4A 类。

【超声表现】见图 1.4-2。

【超声诊断】右乳实性结节,BI-RADS 3 类。

【超声诊断依据】结节特征:实性、低回声、形态规则(椭圆形,边缘浅分叶状),边界清晰,后方回声增强,可见侧方声影。CDFI 示病变内及周边无血流信号。BI-RADS 3 类。

【推荐】定期随访观察,半年 1 次或每年 1 次。因患者要求,行手术切除。

【病理诊断】纤维腺瘤。

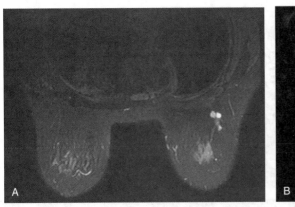
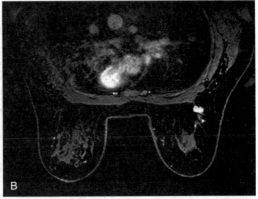

图 1.4-1　右乳外上象限结节 MRI 表现

右乳外上象限见不规则结节影,呈哑铃形,边界清楚,边缘光滑,T₂WI 脂肪抑制序列呈高信号,
增强扫描呈不均匀强化(A、B)。

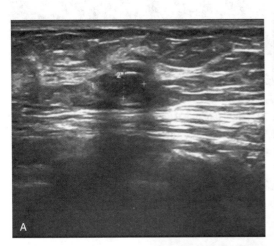
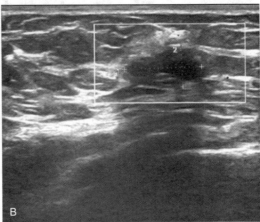

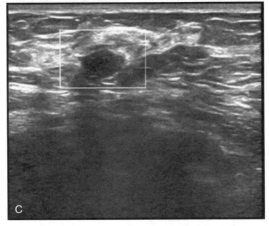

图 1.4-2　右乳结节声像图表现

灰阶图(A)示右乳外上象限见实性低回声结节,大小约 1.6cm × 1.0cm × 0.6cm,形态规则(椭圆形,边缘浅分叶状),边界清晰,后方回声增强,可见侧方声影;CDFI(B、C)示病变内无明显血流信号,Adler 血流评分 0 分。

病例 1.5

【病史】女,41 岁。常规体检。

【实验室检查】无。

【其他影像学检查】无。

【超声表现】见图 1.5-1。

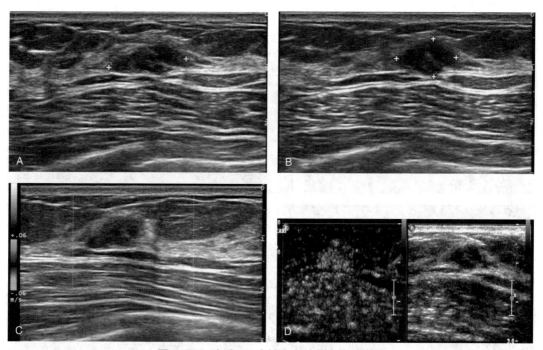

图 1.5-1　右乳 10 点钟方向结节声像图表现

灰阶图(A、B)示右乳 10 点钟方向见一个大小约 1.4cm×1.1cm×0.7cm 的低回声结节,边缘光整,形态规则,内回声不均匀;CDFI(C)示结节边缘点状彩色血流信号。Adler 血流评分 1 分;超声造影(D)示结节内造影剂快速填充,可见结节周边环状增强区。此后结节内造影剂消退,快于周围正常组织。

【超声诊断】右乳结节,超声造影提示富血供,BI-RADS 3 类。

【超声诊断依据】结节特征:边缘光整,形态规则,结节内血流信号不丰富。超声造影可见结节周边环状增强。BI-RADS 3 类。

【推荐】定期随访。因患者要求,半年后行手术切除。

【病理诊断】纤维腺瘤。

病例 1.6

【病史】女,50岁。右肺磨玻璃结节影,入院拟胸腔镜手术。术前常规体检发现乳腺结节。

【实验室检查】无。

【其他影像学检查】无。

【超声表现】见图 1.6-1。

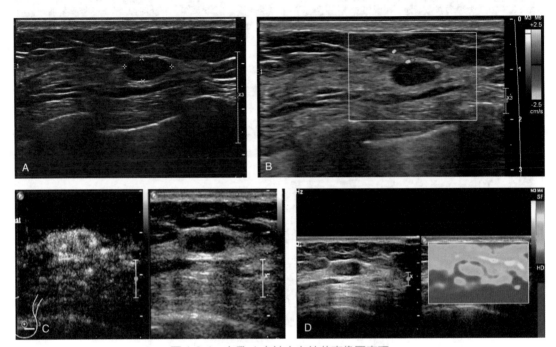

图 1.6-1　左乳 4 点钟方向结节声像图表现

灰阶图(A)及 CDFI(B)示左乳 4 点钟方向距乳头约 3cm 处见一个大小约 1.1cm×0.5cm 的低回声结节,形态规则,边缘光整,回声均匀,边缘可见点状彩色血流信号。Adler 血流评分 1 分;超声造影(C)示结节内造影剂快速填充,呈均匀高增强,周边可见环状高增强,增强范围与常规二维超声测量大小较一致。此后结节内造影剂消退,慢于周围正常组织;弹性成像(D)示病变整体呈蓝绿相间,弹性评分 2 分。

【超声诊断】左乳结节,BI-RADS 3 类。

【超声诊断依据】结节特征:回声均匀,形态规则,边缘光整。超声弹性成像提示结节硬度中等。超声造影可见环形增强,呈"快进慢退"表现。BI-RADS 3 类。

【推荐】定期随访。

【病理诊断】纤维腺瘤伴腺病。

病例 1.7

【病史】女, 29 岁。查体发现左乳肿物 1 周。

【实验室检查】无异常。

【其他影像学检查】MRI 检查提示左乳肿物, 见图 1.7-1。BI-RADS 3 类。

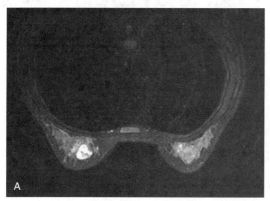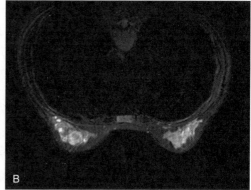

图 1.7-1　左乳内下象限结节 MRI 表现

左乳内下象限见肿块影, 在 T$_2$WI 脂肪抑制序列表现为片状高信号 (A)。
动态增强后肿物呈延迟强化 (B)。

【超声表现】见图 1.7-2。

【超声诊断】左乳实性结节, BI-RADS 3 类。

【超声诊断依据】结节特征: 实性、低回声、形态规则 (椭圆形, 边缘浅分叶状), 边界清晰, 后方回声增强。CDFI 示病变内及周边无血流信号。超声造影示病变稍高增强, 不均匀强化, 范围无明显增大, 边界清。BI-RADS 3 类。

【推荐】定期随访观察, 半年 1 次或每年 1 次。因患者要求, 1 个月后行手术切除。

【病理诊断】纤维腺瘤。

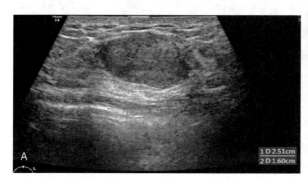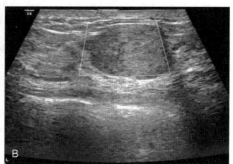

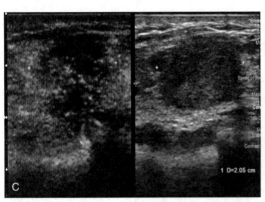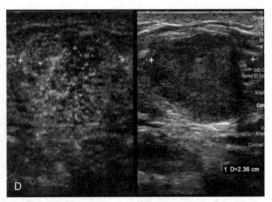

图 1.7-2　左乳内下象限结节声像图表现

灰阶图(A)示左乳内下象限见实性低回声结节,大小约 2.5cm×1.6cm×2.1cm,形态规则(椭圆形,边缘浅分叶状),边界清晰,后方回声增强;CDFI(B)示病变内点状血流信号,Adler 血流评分 1 分;超声造影(C、D)示造影剂从病变外周向中央缓慢进入,呈稍高增强,强化不均匀,范围无明显增大,增强晚期同步消退呈等增强。

病例 1.8

【病史】女,37 岁。因乳腺疼痛不适,检查发现双乳肿物 2 周。

【实验室检查】无异常。

【其他影像学检查】MRI 检查提示双乳肿物,见图 1.8-1。BI-RADS 3 类。

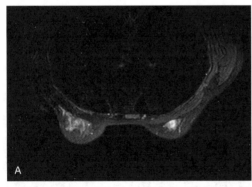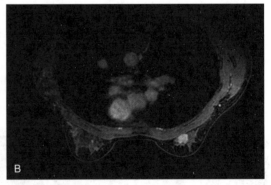

图 1.8-1　右乳结节 MRI 表现

右乳见肿块影,在 T_2WI 表现为片状高信号,边缘光滑(A)。动态增强后肿物呈延迟强化(B)。

【超声表现】见图 1.8-2。

【超声诊断】双乳实性结节,BI-RADS 3 类。

【超声诊断依据】结节特征:实性、低回声、形态规则(椭圆形,边缘浅分叶状),边界清晰,后方回声无改变。CDFI 示病变内及周边无血流信号。BI-RADS 3 类。

【推荐】定期随访观察,半年 1 次或每年 1 次。因患者要求,行手术切除。

【病理诊断】纤维腺瘤。

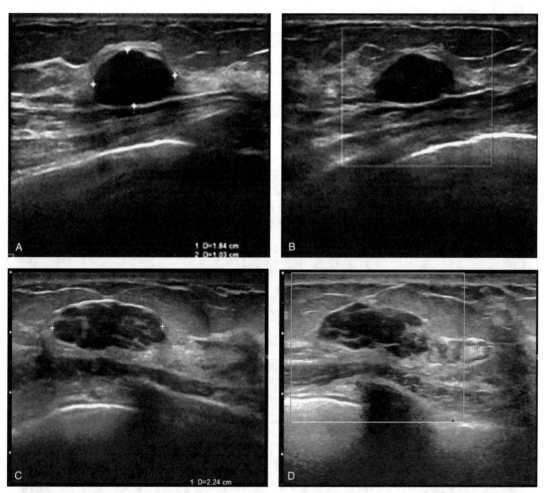

图 1.8-2　双乳结节声像图表现

灰阶图(A)示右乳 12 点钟方向见实性低回声结节,大小约 1.8cm×1.0cm×1.4cm,形态规则(椭圆形,边缘浅分叶状),边界清晰,后方回声无改变;CDFI(B)示右乳 12 点钟方向病变内无明显血流信号,Adler 血流评分 0 分;灰阶图(C)示左乳内上象限实性低回声结节,大小约 2.2cm×1.1cm×1.8cm,形态规则(椭圆形,边缘浅分叶状),边界清晰,后方回声无改变;CDFI(D)示左乳内上象限病变内无明显血流信号,Adler 血流评分 0 分。

病例 2

【病史】女, 31岁。触及左乳肿物1月余。

【实验室检查】无异常。

【其他影像学检查】钼靶提示 BI-RADS 3 类。

【超声表现】见图2-1。

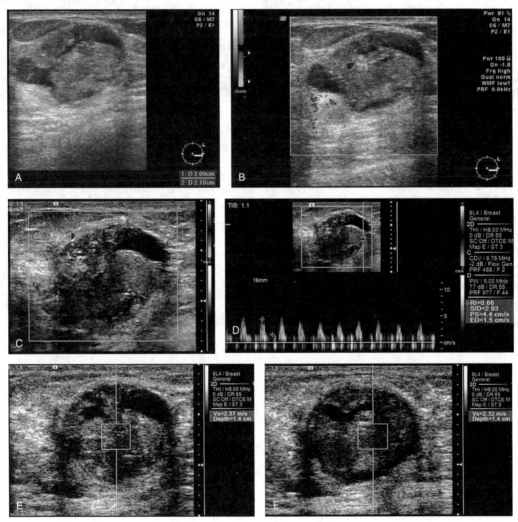

图2-1　左乳3点钟方向结节声像图表现

灰阶图（A）示左乳3点钟方向见低回声结节，大小约3.1cm×2.1cm×2.0cm，形态规则，边缘浅分叶，边界清晰，周边可见片状无回声，后方回声增强；CDFI（B、C）示病变内点状血流信号，Adler血流评分1分；频谱多普勒（D）示病变内血流PSV为4.4cm/s，RI为0.66；剪切波弹性成像（E、F）示病变剪切波速度2.32m/s及2.34m/s（建议截断值4.05m/s），提示病变软。

【超声诊断】左乳囊实性结节，BI-RADS 4A 类。

【超声诊断依据】结节特征：囊实性、实性为主、形态规则（椭圆形，边缘浅分叶），边界清晰，后方回声增强。CDFI 示病变内点状血流，RI 呈低阻。剪切波弹性成像提示病变软。BI-RADS 4A 类。

【推荐】穿刺活检。

【病理诊断】纤维腺瘤。

病例 2.1

【病史】女，43 岁。体检发现右乳肿物半月余。

【实验室检查】无异常。

【其他影像学检查】MRI 提示 BI-RADS 4 类。

【超声表现】见图 2.1-1。

【超声诊断】右乳结节，BI-RADS 4A 类。

【超声诊断依据】结节特征：实性、低回声、形态欠规则，边缘不光整，局部成角，边界清晰，后方回声无明显改变。CDFI 示病变内及周边无明显血流信号。应变弹性成像提示病变软。BI-RADS 4A 类。

【推荐】穿刺活检。

【病理诊断】纤维腺瘤。

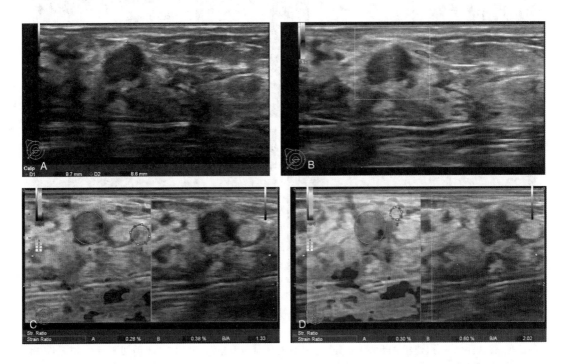

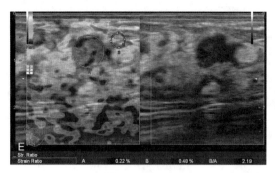

图 2.1-1　右乳 12 点钟方向乳晕区结节声像图表现
灰阶图(A)示右乳 12 点钟方向乳晕区见实性低回声结节,大小约 0.9cm×0.8cm×0.8cm,形态欠规则,边缘不光整,局部成角,边界清晰,后方回声无改变;CDFI(B)示病变内及周边无明显血流信号,Adler 血流评分 0 分;应变弹性成像(C~E)示病变整体以绿色为主,散在小片蓝色分布,弹性评分 2 分(建议截断值 3~4 分),应变率比值分别为 1.33、2.02、2.19(建议截断值 3.11)。

病例 2.2

【病史】女,76 岁。体检发现左乳肿物 2 周余。

【实验室检查】无异常。

【其他影像学检查】无。

【超声表现】见图 2.2-1。

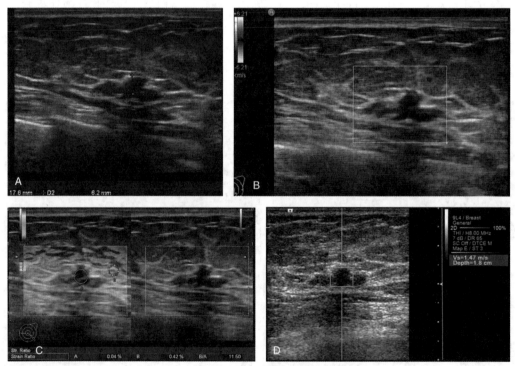

图 2.2-1　左乳 9 点钟方向结节声像图表现

灰阶图(A)示左乳 9 点钟方向见实性低回声结节,大小约 1.8cm×0.6cm×0.8cm,形态不规则,边缘分叶状,边界清晰;CDFI(B)示病变内无明显血流信号,Adler 血流评分 0 分;应变弹性成像(C)示病变整体呈蓝色,弹性评分 4 分(建议截断值 3~4 分),应变率比值 11.50(建议截断值 3.11),剪切波弹性成像(D)示病变剪切波速度 1.47m/s(建议截断值 4.05m/s)。

【超声诊断】左乳结节,BI-RADS 4A 类。

【超声诊断依据】结节特征:实性、低回声、形态不规则,边缘分叶状,边界清晰,后方回声不均匀略衰减。CDFI 示病变内无明显血流信号。应变弹性成像提示病变硬。剪切波弹性成像提示病变软。BI-RADS 4A 类,结合患者高龄(>50 岁),最终评级为 BI-RADS 4B 类。

【推荐】穿刺活检。

【病理诊断】纤维腺瘤。

病例 2.3

【病史】女,76 岁。体检发现右乳肿物 2 周余。

【实验室检查】无异常。

【其他影像学检查】钼靶检查提示右乳肿物,见图 2.3-1,BI-RADS 3 类。MRI 检查提示右乳肿物,见图 2.3-2,BI-RADS 3 类。

【超声表现】见图 2.3-3。

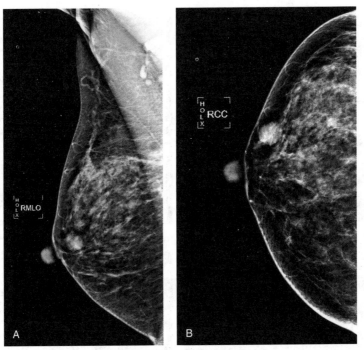

图 2.3-1　右乳肿物钼靶表现

右乳头后上方见一个结节影,圆形,轻度分叶,内见点状钙化(A、B)。

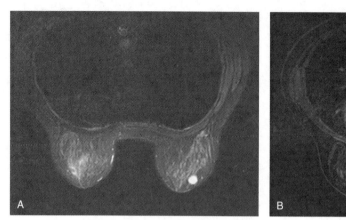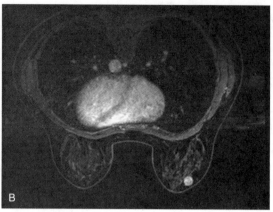

图 2.3-2　右乳结节 MRI 表现

右乳头外侧结节,边界清晰,在 T_2WI 脂肪抑制序列表现为高信号,内部强化不均匀(A、B)。

【超声诊断】右乳结节,BI-RADS 3 类。

【超声诊断依据】结节特征:实性、低回声、形态规则,边缘光整,边界清晰,后方回声增强。超声造影示病灶呈高增强,边缘光整,范围无增大。BI-RADS 3 类。

【推荐】穿刺活检。

【病理诊断】纤维腺瘤。

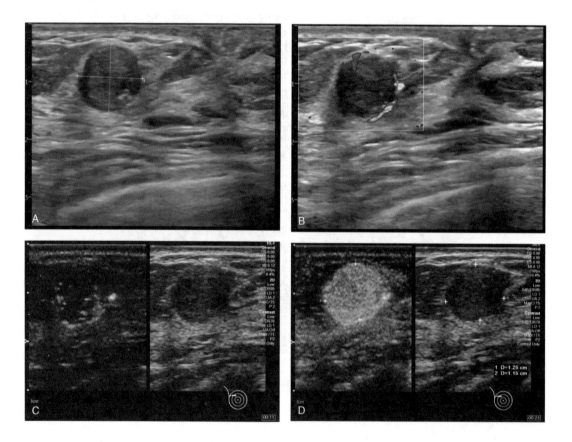

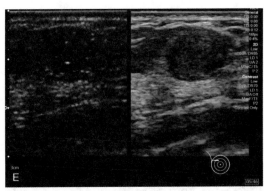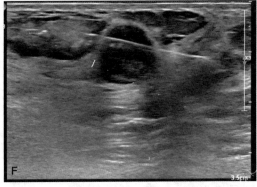

图 2.3-3　右乳外上象限结节声像图表现

灰阶图（A）示右乳外上象限见实性低回声结节，大小约 1.2cm×1.0cm×1.2cm，形态规则，边缘光整，边界清晰，内见短线状强回声，后方回声增强；CDFI（B）示病变内及周边条状、短棒状血流信号，Adler 血流评分 3 分；超声造影（C~E）示动脉期呈高增强，从外周向中央强化，分布均匀，边缘光整，范围无明显增大，增强晚期与周围组织同步消退呈等增强；右乳结节在灰阶超声引导下穿刺活检（F）。

病例 2.4

【病史】女，76 岁。体检发现右乳肿物 2 周余。

【实验室检查】无异常。

【其他影像学检查】MRI 提示右乳结节，见图 2.4-1。BI-RADS 4A 类。

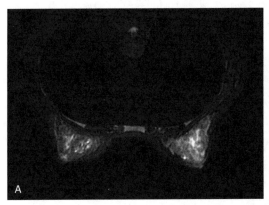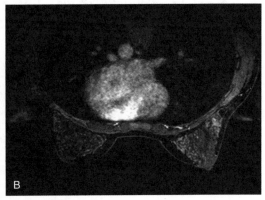

图 2.4-1　右乳结节 MRI 表现

右乳外上象限见一结节，形态欠规则，边界清晰，在 T₂WI 脂肪抑制序列表现为不均匀高信号，
内部强化不均（A、B）。

【超声表现】见图 2.4-2。

【超声诊断】右乳结节，BI-RADS 4A 类。

【超声诊断依据】结节特征：实性、低回声、形态尚规则，边缘浅分叶状，边界清晰，后方回声增强。BI-RADS 4A 类。

【推荐】穿刺活检。

【病理诊断】纤维腺瘤。

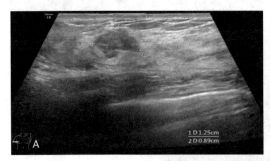 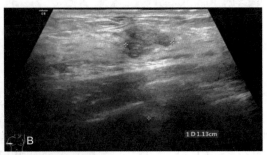

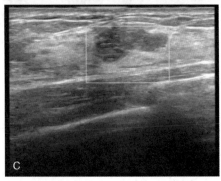

图 2.4-2　右乳 9 点钟方向结节声像图表现

灰阶图（A、B）示右乳 9 点钟方向见实性低回声结节，大小约 1.3cm×0.9cm×1.2cm，形态尚规则，边缘浅分叶状，边界清晰，后方回声增强；CDFI（C）示病变内及周边无明显血流信号，Adler 血流评分 0 分。

病例 3

【病史】女,48 岁。体检发现乳腺肿块 1 周余。

【实验室检查】无。

【其他影像学检查】无。

【超声表现】见图 3-1。

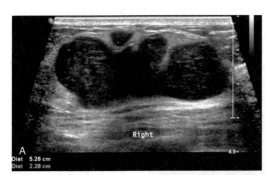
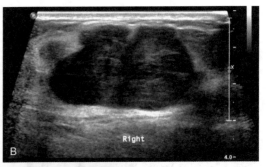

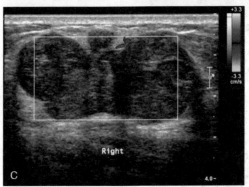

图 3-1 右乳外上象限团块声像图表现

灰阶图(A、B)示右乳外上象限一个 5.3cm×2.3cm 低回声团块,形态不规则,边缘呈分叶状,
内回声尚均匀;CDFI(C)示病变边缘条状彩色血流信号,Adler 评分 1 分。

【超声诊断】右乳低回声团块,BI-RADS 4A 类。

【超声诊断依据】结节特征:实性、低回声、边缘呈分叶状。CDFI 示病变内血流不丰富。BI-RADS 4A 类。

【推荐】穿刺活检或手术。

【病理诊断】多发性纤维腺瘤伴融合及灶性导管上皮增生。

病例 4

【病史】女,64 岁。体检发现左乳肿物 2 年余,大小无明显变化。

【实验室检查】无异常。

【其他影像学检查】无。

【超声表现】见图 4-1。

【超声诊断】左乳结节,BI-RADS 4A 类。

【超声诊断依据】结节特征:实性、低回声、形态尚规则,边缘浅分叶状,边界尚清,内见粗大线状强回声,后方回声衰减。CDFI 示病变内无明显血流信号。应变弹性成像提示病变硬,声脉冲辐射力弹性成像(acoustic radiation force impulse,ARFI)及实时剪切波弹性成像提示病变软。BI-RADS 4A 类。

【推荐】穿刺活检。

【病理诊断】纤维腺瘤伴间质玻璃样变、纤维化和钙化。

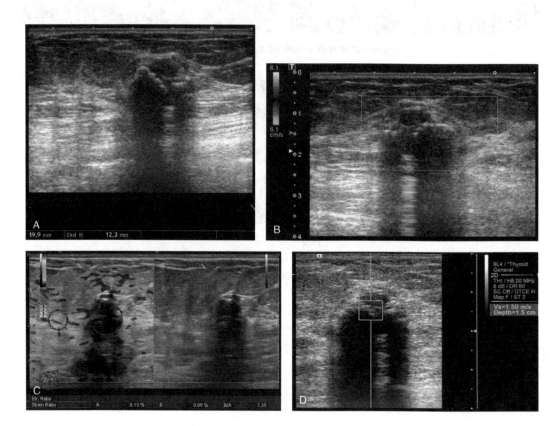

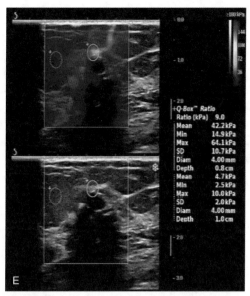

图 4-1 左乳外上象限结节声像图表现

灰阶图（A）示左乳外上象限见实性低回声结节,大小约 2.0cm×1.2cm×1.5cm,形态尚规则,边缘浅分叶状,边界清晰,内见团块状及条状强回声,后方回声衰减;CDFI（B）示病变内未探及明显血流信号,Adler 血流评分 0 分;应变弹性成像（C）示病变整体呈蓝色,弹性评分 4 分（建议截断值 3~4 分）,应变率比值 7.35（建议截断值 3.11）;ARFI 剪切波弹性成像（D）示病变剪切波速度（SWV）1.50m/s（建议截断值 4.05m/s）,提示病变软;实时剪切波弹性成像（E）示病变剪切波最大杨氏模量值（SWE max）=64.1kPa（建议截断值 88.4kPa）,提示病变软。

病例 5

【病史】女,59岁。2年前发现左乳外上象限肿物,术后病理提示纤维腺瘤,1年前于左乳同一位置再次触及肿物,术后病理提示纤维腺瘤。2个月前患者触及瘢痕深面肿物,似为多发,约豆粒大小,无乳头溢液,无乳房疼痛,无红肿破溃。查体:左乳乳头外上方可见弧形手术瘢痕,深面可触及一个4cm×3.5cm肿物,质地韧,边缘欠清晰,活动度不佳。左腋窝可触及肿物,约4cm×3.5cm,活动度差。

【实验室检查】无异常。

【其他影像学检查】无。

【超声表现】见图 5-1。

【超声诊断】左乳及腋窝多发实性结节,BI-RADS 4B 类。

【超声诊断依据】结节特征:形态不规则,边界欠清晰,内见条状血流信号,部分与肌肉组织分界不清,弹性成像提示病变稍偏硬。

【推荐】穿刺活检或手术。

【病理诊断】(左乳肿物)乳腺组织内见少许梭形细胞肿瘤,结合病史,符合纤维瘤病;(胸肌间肿物)符合纤维瘤病。

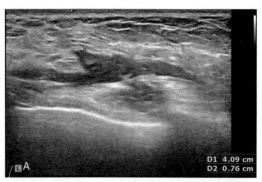
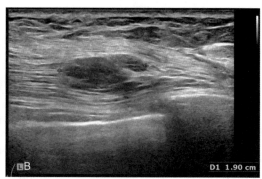
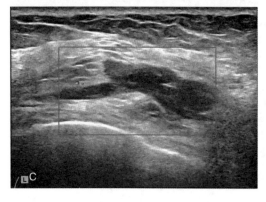
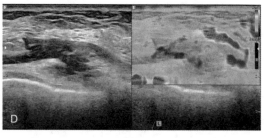

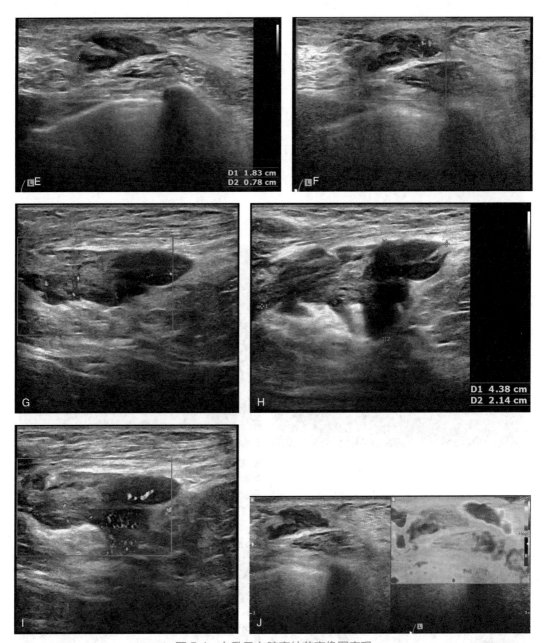

图 5-1　左乳及左腋窝结节声像图表现

灰阶图（A、B）示左乳 1 点钟方向乳腺边缘处见低回声，范围 4.1cm×1.9cm×0.8cm，形态不规则，与后方肌层分界欠清；CDFI（C）示病灶内见条状血流信号，Adler 血流评分 3 分；应变弹性成像（D）示蓝绿相间，弹性评分 2 分；灰阶图（E）示左乳切口下方皮下见低回声，1.8cm×0.8cm，形态不规则，边界尚清；CDFI（F、G）示左乳切口下方低回声内见条状血流信号，Adler 血流评分 2 分；灰阶图（H）示左腋窝肌间见低回声，4.4cm×2.8cm×2.1cm，形态不规则，边界不清，与其上方肌肉组织分界不清；CDFI（I）示左腋窝肌间低回声内见条状血流信号，Adler 血流评分 3 分；应变弹性成像（J）示左乳切口下方低回声呈蓝绿相间，弹性评分 2 分（建议截断值 3~4 分）。

病例 6

【病史】女,38 岁。体检发现乳腺结节 1 月余。

【实验室检查】无异常。

【其他影像学检查】无。

【超声表现】见图 6-1。

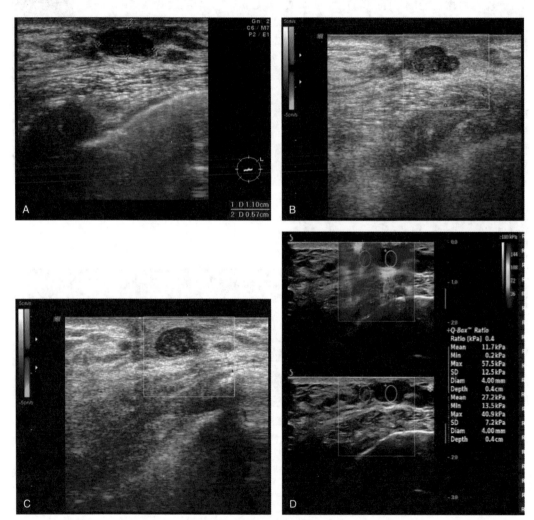

图 6-1　左乳晕下结节声像图表现

灰阶图(A)示左乳晕下见实性低回声结节,大小约 1.1cm×0.6cm×0.5cm,形态规则,边缘浅分叶状,边界清晰,内见点状强回声,后方回声无改变;CDFI(B、C)示病变内少许短棒状血流信号,Adler 血流评分 1 分;实时剪切波弹性成像(D)示病变 SWEmax 为 57.5kPa(建议截断值 88.4kPa),提示病变软。

【超声诊断】左乳结节,BI-RADS 3 类。

【超声诊断依据】结节特征:实性、低回声、形态规则,边缘浅分叶状,边界清晰,内见点状强回声,后方回声无改变。CDFI 示病变内少许短棒状血流信号。实时剪切波弹性成像提示病变软。BI-RADS 3 类。

【推荐】定期复查。患者要求手术切除。

【病理诊断】腺病。

病例 6.1

【病史】女,36 岁。乳腺疼痛,触及左乳肿物 1 个月。

【实验室检查】无异常。

【其他影像学检查】无。

【超声表现】见图 6.1-1。

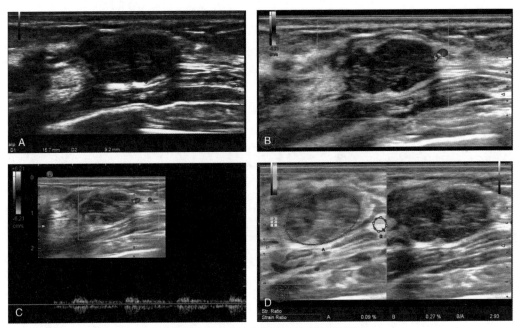

图 6.1-1 左乳外上象限结节声像图表现

灰阶图(A)示左乳外上象限实性低回声结节,大小约 1.6cm × 0.8cm × 0.9cm,形态规则(椭圆形,边缘浅分叶状),边界清晰,内回声不均,后方回声增强;CDFI(B)示病变周边点状血流信号,Adler 血流评分 1 分;频谱多普勒(C)示病变内血流 PSV 为 8.5cm/s,RI 为 0.68 ;应变弹性成像(D)示病变蓝绿相间,蓝色为主,弹性评分 3 分(建议截断值 3~4 分),应变率比值 2.93(建议截断值 3.11)。

【超声诊断】左乳结节,BI-RADS 3 类。

【超声诊断依据】结节特征:实性、低回声、形态规则(椭圆形,边缘浅分叶状),边界清晰,内回声不均匀,后方回声增强。CDFI 示病变周边少许血流,RI 呈低阻。应变弹性成像提示病变软。BI-RADS 3 类。

【推荐】定期复查,半年 1 次或每年 1 次。应患者要求,1 个月后手术切除。

【病理诊断】腺病。

病例 7

【病史】女, 64 岁。乳腺不适 2 周。

【实验室检查】无异常。

【其他影像学检查】钼靶检查提示右乳结节, BI-RADS 3 类。

【超声表现】见图 7-1。

【超声诊断】右乳结节, BI-RADS 4A 类。

【超声诊断依据】结节特征: 实性低回声, 形态欠规则, 边缘分叶状, 边界清晰, 内见短线状强回声, 后方回声不均匀衰减。CDFI 示病变内及周边无明显血流信号。应变及剪切波弹性成像提示病变硬。BI-RADS 4A 类。

【推荐】建议穿刺活检。

【病理诊断】腺病伴纤维化及钙化。

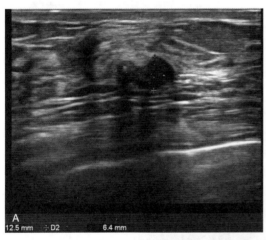
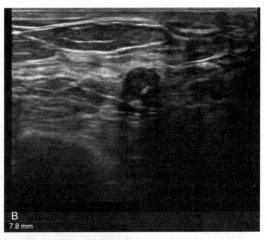
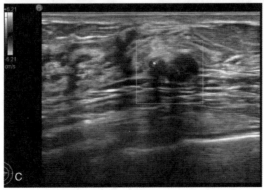

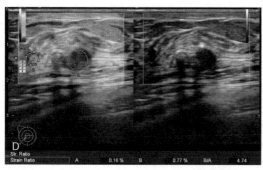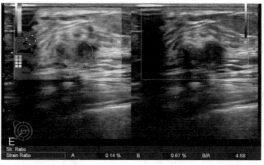

图 7-1　右乳结节声像图表现

灰阶图（A、B）示右乳内上象限见实性低回声结节，大小约 1.3cm×0.6cm×0.8cm，形态欠规则，边缘分叶状，边界清晰，内见点/条状强回声，伴声影；CDFI（C）示病变内及周边未探及明显血流信号，Adler 血流评分 0 分；应变弹性成像（D、E）示病变整体呈蓝色，伴有少许红绿相间，弹性评分 4 分（建议截断值 3~4 分），应变率比值 4.74（建议截断值 3.11）。

病例 8

【病史】女,77 岁。查体发现右乳肿物 1 周余。

【实验室检查】无异常。

【其他影像学检查】无。

【超声表现】见图 8-1。

【超声诊断】右乳结节,BI-RADS 4A 类。

【超声诊断依据】结节特征:实性低回声,形态欠规则,边缘似成角,边界清晰,内回声不均匀,后方回声无改变。CDFI 示病变内无明显血流信号。应变及剪切波弹性成像提示病变软。BI-RADS 4A 类。

【推荐】建议穿刺活检。

【病理诊断】腺病。

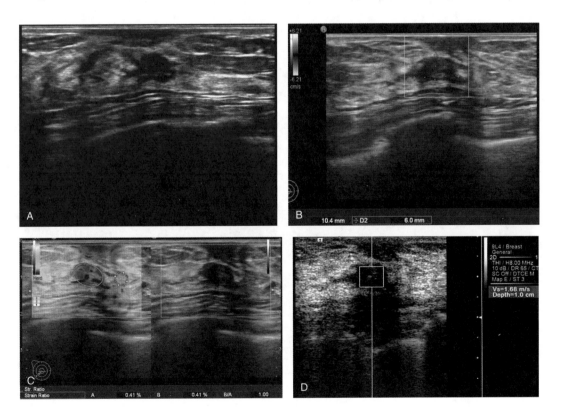

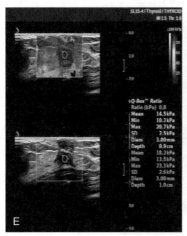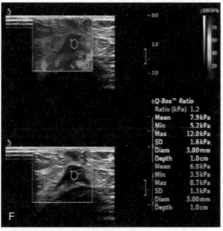

图 8-1　右乳乳头后方结节声像图表现

灰阶图（A）示右乳乳头后方见实性低回声结节，大小约 0.9cm×0.7cm×0.8cm，形态欠规则，边缘似成角，边界清晰，内回声不均匀，后方回声无改变；CDFI（B）示病变内无明显血流信号，Adler 血流评分 0分；应变弹性成像（C）示病变边整体呈绿色，伴少许红色，弹性评分 2 分（建议截断值 3~4 分），应变率比值 1.00（建议截断值 3.11）；ARFI 剪切波弹性成像（D）示病变剪切波速度 1.68m/s（建议截断值 4.05m/s）；实时剪切波弹性成像（E、F）示病变整体呈蓝色，SWEmax 为 14.5kPa（建议截断值 88.4kPa）。

病例 9

【病史】女,49 岁。查体发现左乳结节 1 周。

【实验室检查】无异常。

【其他影像学检查】无。

【超声表现】见图 9-1。

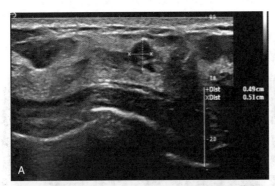
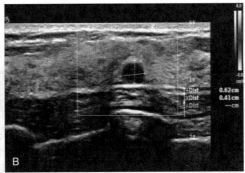
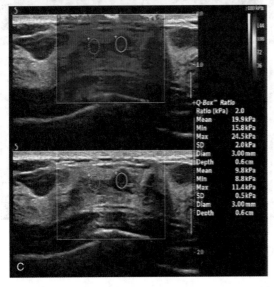

图 9-1　左乳 12 点钟方向结节声像图表现

灰阶图(A)示左乳 12 点钟方向实性低回声结节,大小约 0.6cm×0.4cm×0.5cm,形态规则,边缘光整,边界清晰;CDFI(B)示病变内无明显血流信号,Adler 血流评分 0 分;实时剪切波弹性成像(C)示病变 SWEmax 为 24.5kPa(建议截断值 88.4kPa)。

【超声诊断】左乳结节,BI-RADS 3 类。

【超声诊断依据】结节特征:实性、低回声,形态规则,边缘光整,边界清晰。CDFI 示病变内无明显血流信号。实时剪切波弹性成像提示病变软。BI-RADS 3 类。

【推荐】定期复查。患者要求手术切除。

【病理诊断】腺病。

病例 10

【病史】女,35 岁。超声发现右乳肿物 1 个月。无乳头溢液,无乳房疼痛,无红肿破溃。1 个月前外院乳腺超声:右乳 10 点钟方向见低回声,大小 0.7cm×0.5cm×0.5cm,形态欠规则,纵横比大于 1,边界不清晰,后方回声稍衰减。

【实验室检查】无异常。

【其他影像学检查】乳腺钼靶:右乳外上象限及左乳内上象限见多发点状钙化灶,考虑良性,建议随诊。

【超声表现】见图 10-1。

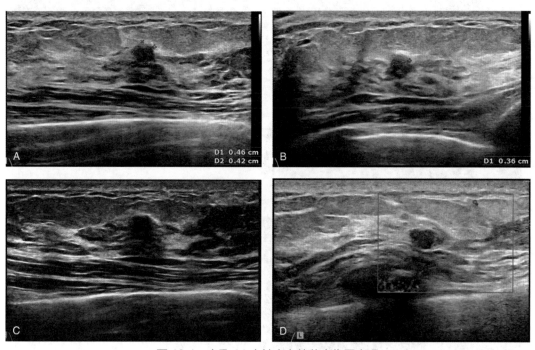

图 10-1　右乳 11 点钟方向结节声像图表现

灰阶图(A~C)示右乳 11 点钟方向距乳头 1.7cm 处见低回声,大小 0.5cm×0.4cm×0.4cm,形态尚规则,边界尚清晰,部分切面纵横比>1;CDFI(D)无明确血流信号,Adler 血流评分 0 分。

【超声诊断】右乳 11 点钟方向实性结节,BI-RADS 4A 类。

【超声诊断依据】结节特征:形态尚规则,边界尚清晰,部分切面纵横比>1。

【推荐】穿刺活检或手术。

【病理诊断】(右乳肿物)乳腺腺病,伴导管扩张及导管上皮增生。

病例 11

【病史】女,47 岁。常规体检发现乳腺结节。

【实验室检查】无。

【其他影像学检查】无。

【超声表现】见图 11-1。

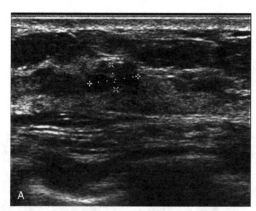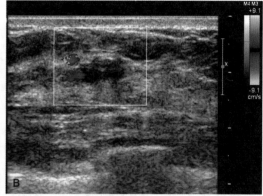

图 11-1　右乳 10 点钟方向结节声像图表现

灰阶图(A)示右乳 10 点钟方向距乳头约 1cm 处大小约 0.8cm×0.4cm 的低回声结节,形态欠规则,边缘欠规整,内回声不均匀,似可见无回声区;CDFI(B)示结节内无明显彩色血流信号。Adler 血流评分 0 分。

【超声诊断】右乳结节,BI-RADS 3 类。

【超声诊断依据】结节特征:边缘欠光整,血流信号不丰富。无明显恶性征象。BI-RADS 3 类。

【推荐】短期复查或穿刺活检。

【病理诊断】(右乳麦默通标本)纤维囊性乳腺病伴复杂性、硬化性增生,局灶腺肌上皮瘤样增生,部分终末导管上皮增生伴柱状细胞变,个别腺管内见钙化。

病例 12

【病史】女,39 岁。体检发现右乳肿物 2 月余。

【实验室检查】无异常。

【其他影像学检查】无。

【超声表现】见图 12-1。

【超声诊断】右乳结节,BI-RADS 4A 类。

【超声诊断依据】结节特征:实性、高回声、形态规则,边缘浅分叶状,边界清晰,内见点状强回声,后方回声不均匀衰减。CDFI 示病变周边点状血流。应变弹性成像、剪切波弹性成像提示病变软。BI-RADS 4A 类。

【推荐】穿刺活检。

【病理诊断】非典型增生伴钙化。

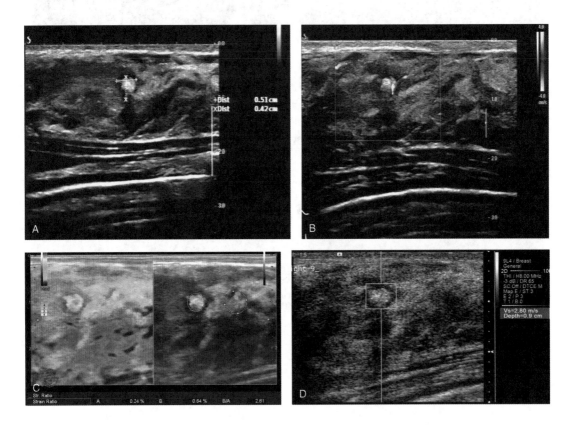

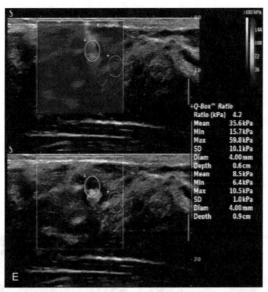

图 12-1　右乳 9 点钟方向结节声像图表现

灰阶图（A）示右乳 9 点钟方向见实性高回声结节，大小约 0.5cm × 0.4cm × 0.5cm，形态规则，边缘浅分叶状，边界清晰，内见点状强回声，后方回声不均匀衰减；CDFI（B）示病变周边点状血流信号，Adler 血流评分 1 分；应变弹性成像（C）示病变呈蓝绿相间，弹性评分 2 分（建议截断值 3~4 分），应变率比值 2.61（建议截断值 3.11）；ARFI 剪切波弹性成像（D）示病变剪切波速度 2.80m/s（建议截断值 4.05m/s）；实时剪切波弹性成像（E）示病变 SWEmax 为 59.8kPa（建议截断值 88.4kPa）。

病例 13

【病史】女，53 岁。体检发现右乳结节 1 月余。
【实验室检查】无。
【其他影像学检查】无。
【超声表现】见图 13-1。

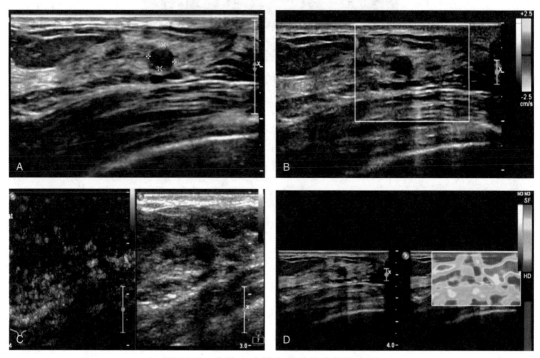

图 13-1　右乳 9 点钟方向结节声像图表现

灰阶图（A）示右乳 9 点钟方向见一个低回声结节，大小约 0.5cm×0.5cm，形态规则，边缘光整，内回声不均匀；CDFI（B）示结节内无明显彩色血流信号，Adler 血流评分 0 分；超声造影（C）示结节内造影剂缓慢填充，与周边腺体等增强。此后结节内造影剂缓慢消退；弹性成像（D）示病变整体呈蓝色，弹性评分 4 分。

【超声诊断】右乳结节，BI-RADS 4A 类。
【超声诊断依据】结节特征：纵横比为 1。弹性成像示病变较硬。超声造影示病变与周边腺体等增强。结合患者年龄，考虑 BI-RADS 4A 类。
【推荐】穿刺活检或随访。
【病理诊断】乳腺增生症伴导管上皮增生。

病例 14

【病史】女,62 岁。乳腺结节定期复查。

【实验室检查】无。

【其他影像学检查】无。

【超声表现】见图 14-1。

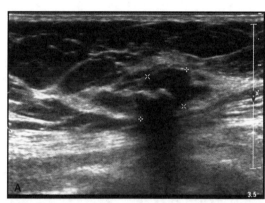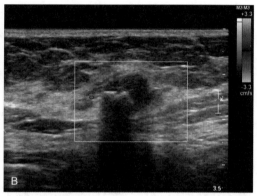

图 14-1　右乳 10 点钟方向结节声像图表现

灰阶图(A)示右乳 10 点钟方向距乳头 3cm 处一个低回声结节,大小约 1.3cm×0.9cm,形态不规则,边缘
分叶状,内部可见粗大强回声,后伴声影,部分后缘因声影遮挡显示不清;CDFI(B)示结节内无明显彩色
血流信号,Adler 血流评分 0 分。

【超声诊断】右乳结节,BI-RADS 4A 类。

【超声诊断依据】结节特征:低回声,形态不规则,内见粗大钙化。CDFI 示结节内彩色
血流信号不丰富。BI-RADS 4A 类。

【推荐】穿刺活检或随访。

【病理诊断】纤维硬化性腺病伴个别终末导管上皮增生,以及散在少量腺管内见钙化,
合并硬化性纤维腺瘤形成伴局灶钙化、骨化。

病例 15

【病史】女,36 岁。体检发现乳腺结节 1 周余。

【实验室检查】无异常。

【其他影像学检查】无。

【超声表现】见图 15-1。

【超声诊断】右乳结节,BI-RADS 3 类。

【超声诊断依据】结节特征:实性、等或稍低回声、形态规则,边缘光整,边界清晰,后方回声无改变。CDFI 示病变内见点状血流信号。应变弹性成像提示病变软。BI-RADS 3 类。

【推荐】定期复查。患者要求手术切除。

【病理诊断】硬化性腺病。

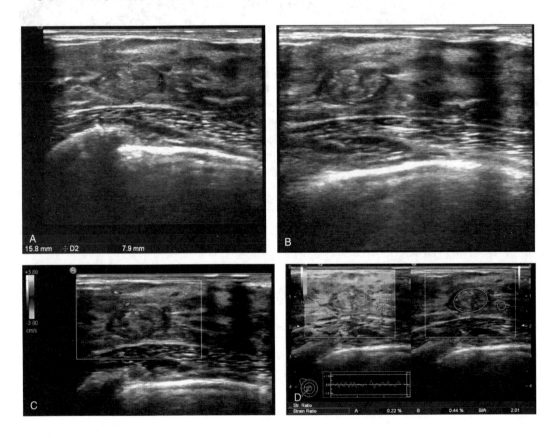

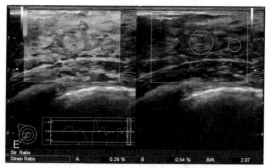

图 15-1　右乳结节声像图表现

灰阶图（A、B）示右乳外上象限见等、稍低回声结节，大小约 1.6cm×0.8cm×1.1cm，形态规则，边缘光整，边界清晰，内见短线状强回声，后方回声无改变；CDFI（C）示病变内点状血流信号，Adler 血流评分 1 分；应变弹性成像（D、E）示病变呈蓝绿相间，弹性评分 2 分（建议截断值 3~4 分），应变率比值 2.07（建议截断值 3.11）。

病例 16

【病史】女,46 岁。发现左乳肿物 4 月余,无乳头溢液。

【实验室检查】糖类抗原(CA)125 为 81.4U/ml [≤ 35.0U/ml(–)]。

【其他影像学检查】无。

【超声表现】见图 16-1。

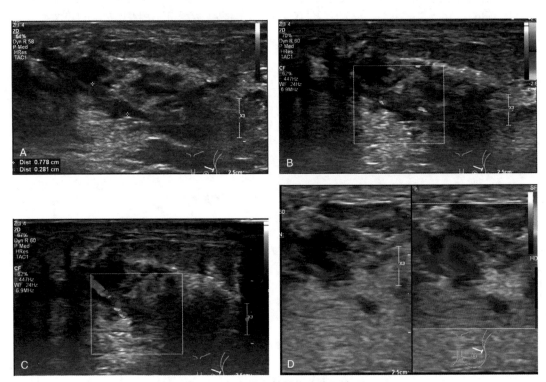

图 16-1　左乳导管扩张声像图表现

灰阶图(A)示左乳局部导管扩张,宽约 0.4cm,内透声差,内见低回声,0.8cm×0.3cm;CDFI(B、C)示病变内见条状血流,Adler 血流评分 1 分;应变弹性成像(D)示病变整体呈蓝绿相间为主,周边少许红色,弹性评分 2 分(建议截断值 3~4 分)。

【超声诊断】左乳导管扩张伴低回声,导管内病变可能,BI-RADS 4A 类。

【超声诊断依据】左乳导管扩张,内见实性结节,内见条状血流。

【推荐】穿刺活检或手术。

【病理诊断】(左乳外上肿物)乳腺硬化性腺病及导管内乳头状瘤,伴部分导管上皮柱状细胞变、增生、大汗腺化生、胶原小球病及微钙化。

病例 17

【病史】女,46 岁。体检发现左乳结节 2 月余。

【实验室检查】无异常。

【其他影像学检查】钼靶提示 BI-RADS 2 类;MRI 提示 BI-RADS 4 类。

【超声表现】见图 17-1。

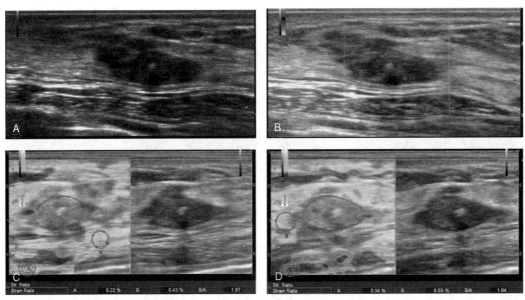

图 17-1　左乳外上象限结节声像图表现

灰阶图(A)示左乳外上象限见实性低回声结节,大小约 1.3cm×0.7cm×0.8cm,形态规则(椭圆形,边缘浅分叶状),边界清晰,内见粗大点状强回声,后方回声无改变;CDFI(B)示病变内点状血流信号,Adler 血流评分 1 分;应变弹性成像(C,D)示病变呈蓝绿色相间,弹性评分 2 分(建议截断值 3~4 分),应变率比值分别为 1.97 及 1.64(建议截断值 3.11)。

【超声诊断】左乳结节,BI-RADS 3 类。

【超声诊断依据】结节特征:实性、低回声、椭圆形,形态规则,边缘浅分叶状,边界清晰,内见粗大点状强回声,后方回声无改变。CDFI 示病变内点状血流。应变弹性成像提示病变软。BI-RADS 3 类。

【推荐】随诊观察,半年 1 次或每年 1 次。患者要求手术切除。

【病理诊断】复杂硬化性腺病。

病例 18

【病史】女,35 岁。查体发现左乳肿物 5 个月。

【实验室检查】相关检查无异常。

【其他影像学检查】双乳钼靶正斜位:左乳外上象限局部腺体密度增高,建议随诊;BI-RADS 3 类。

【超声表现】见图 18-1。

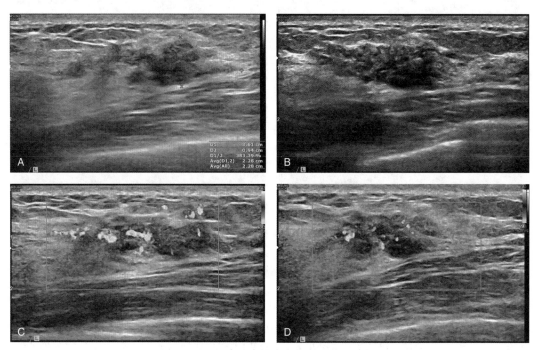

图 18-1　左乳 2 点钟方向结节声像图表现

灰阶图(A、B)示左乳 2 点钟方向见低回声,范围 3.6cm × 2.8cm × 0.9cm,形态不规则,边界不清;CDFI(C、D)示病变边缘及内部见粗大条状血流信号,Adler 血流评分 3 分。

【超声诊断】左乳实性结节,BI-RADS 4A 类。

【超声诊断依据】青年女性,左乳实性结节,形态不规则,边界不清;CDFI 示病变边缘及内部见粗大条状血流信号。

【病理诊断】(左乳肿物)乳腺复杂硬化性腺病,伴导管上皮柱状上皮化生、导管上皮增生及不典型增生。

病例 19

【病史】女,38岁。体检发现右乳结节1月余。

【实验室检查】无异常。

【其他影像学检查】无。

【超声表现】见图19-1。

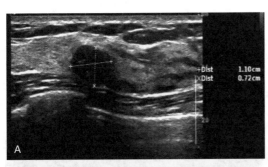
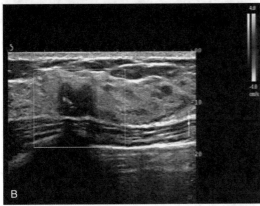
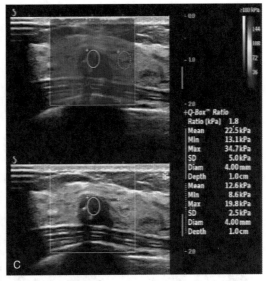

图 19-1　右乳内上象限结节声像图表现

灰阶图(A)示右乳内上象限见实性低回声结节,大小约 1.1cm×0.7cm×0.9cm,形态规则,边缘浅分叶状,边界清晰,内见点状、线状强回声,后方回声不均匀衰减;CDFI(B)示病变内无明显血流信号,Adler血流评分0分;实时剪切波弹性成像(C)示病变 SWEmax 为 34.7kPa(建议截断值 88.4kPa)。

【超声诊断】右乳结节,BI-RADS 4A 类。

【超声诊断依据】结节特征:实性、低回声、形态规则,边缘浅分叶状,边界清晰,内见点状、线状强回声,后方回声不均匀衰减。CDFI 病变内无血流信号。实时剪切波弹性成像提示病变软。BI-RADS 4A 类。

【推荐】穿刺活检。

【病理诊断】硬化性腺病伴纤维腺瘤形成。

病例 20

【病史】女,71 岁。自行触及左乳肿物 1 月余。

【实验室检查】无异常。

【其他影像学检查】无。

【超声表现】见图 20-1。

【超声诊断】左乳结节,BI-RADS 4A 类。

【超声诊断依据】结节特征:囊实性,实性成分呈附壁结节状,病变整体形态规则,边缘光整,边界清晰,后方回声增强,可见侧方声影。CDFI 示病变实性成分内点状血流信号。应变弹性成像提示病变偏硬。BI-RADS 4A 类。

【推荐】建议穿刺活检。

【病理诊断】导管内乳头状瘤。

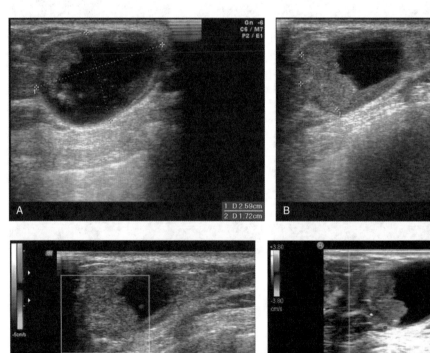
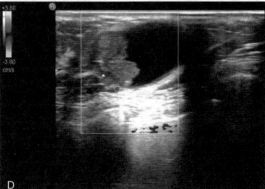

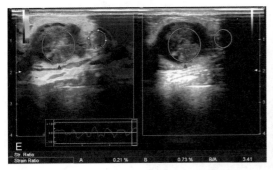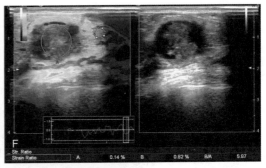
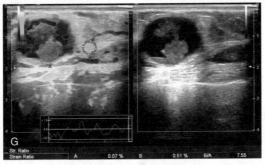

图 20-1　左乳结节声像图表现

灰阶图(A、B)示左乳外下见低 - 无回声结节,大小约 2.6cm×1.7cm×1.9cm,形态规则,边缘光整,边界清晰,内实性成分呈附壁结节样突起,表面不光整,病变整体后方回声增强,可见侧方声影;CDFI(C、D)示病变内实性成分点状血流信号,Adler 血流评分 1 分;应变弹性成像(E~G)示病变呈整体蓝色,内见少许红绿相间,弹性评分 4 分(建议截断值 3~4 分),应变率比值 5.87(建议截断值 3.11)。

病例 21

【病史】女,37 岁。发现左乳肿物 3 月余。

【实验室检查】相关检查无异常。

【其他影像学检查】无。

【超声表现】见图 21-1。

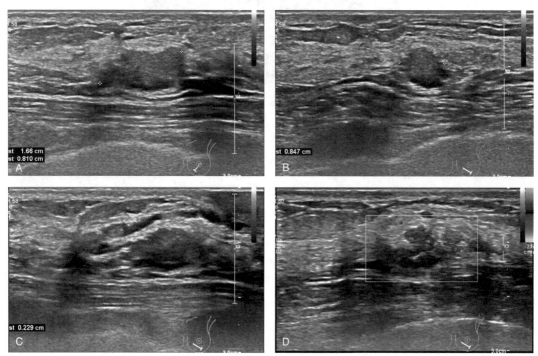

图 21-1　左乳 7 点钟方向结节声像图表现

灰阶图(A~C)示左乳 7 点钟方向乳头旁见低回声,约 1.7cm×0.8cm×0.8cm,形态欠规则,
边界模糊,与导管相连;CDFI(D)示病变内见穿支血流信号。

【超声诊断】左乳 7 点钟方向实性结节,BI-RADS 4B 类,导管内病变可能。

【超声诊断依据】乳头旁实性结节,形态欠规则,边界模糊,与导管相连;CDFI 示病变内
见穿支血流信号。

【推荐】穿刺活检或手术。

【病理诊断】(左乳 7 点钟方向肿物)乳腺导管内乳头状瘤,伴小叶原位癌(直径 0.2cm),
并于乳头状瘤内派杰样浸润。

病例 22

【病史】女，79 岁。发现右乳肿物 2 周。

【实验室检查】无异常。

【其他影像学检查】外院钼靶提示 BI-RADS 4 类。

【超声表现】见图 22-1。

【超声诊断】右乳实性结节，超声造影提示富血供病变，BI-RADS 4C 类。

【超声诊断依据】结节特征：实性、低回声、形态不规则，边界欠清晰，其旁及内部可见扩张导管。部分切面纵横比大于 1。CDFI 示病变内见较丰富条状血流。应变弹性成像提示病变硬。超声造影提示富血供病变，BI-RADS 4C 类。

【推荐】穿刺活检或手术。

【病理诊断】导管内乳头状瘤，上皮增生伴大汗腺化生，局灶不典型增生。

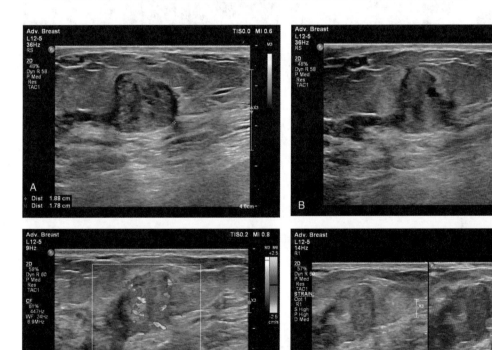

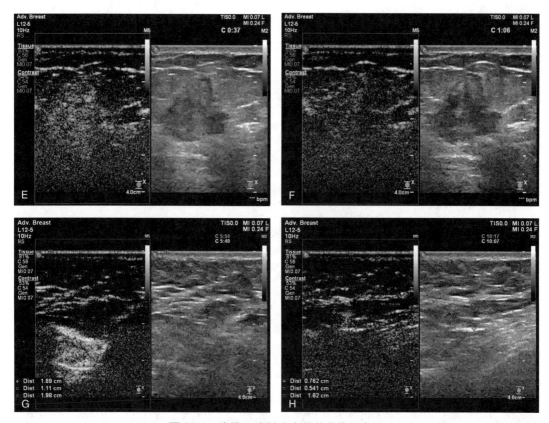

图 22-1　右乳 2 点钟方向结节声像图表现

灰阶图（A、B）示右乳 2 点钟方向距乳头 2.0cm 见低回声，大小约 1.9cm×1.8cm×1.7cm，边界欠清，形态欠规则，部分切面纵横比大于 1，其旁及内部可见扩张导管；CDFI（C）示病变内见较丰富杂乱条状血流；应变弹性成像（D）示病变整体呈红色，提示病变硬；超声造影（E、F）示肘正中静脉团注造影剂，动脉期早于周围组织进入，呈高增强，分布不均，范围未见明显增大，静脉期微泡退出早于周围组织；前哨淋巴结造影（G、H）示右乳头区局部碘伏消毒，于乳晕区 3、6、9、12 点钟方向皮内分别注射造影剂 0.1ml，可见淋巴结显影，位于腋前线，1 号淋巴结（G）大小约 1.9cm×1.1cm，距体表约 2.0cm 处；2 号淋巴结（H）大小约 0.8cm×0.5cm，距体表约 1.6cm 处。

病例 23

【病史】女,64 岁。体检发现左乳肿物 1 周余。

【实验室检查】无异常。

【其他影像学检查】无。

【超声表现】见图 23-1。

【超声诊断】左乳结节,BI-RADS 4B 类。

【超声诊断依据】结节特征:实性、低回声、形态规则,边缘分叶状,边界清晰,内见点状强回声,后方回声无改变。CDFI 示病变内及周边无血流信号。剪切波弹性成像提示病变硬。BI-RADS 4B 类。

【推荐】穿刺活检。

【病理诊断】导管内乳头状瘤,伴不典型增生。

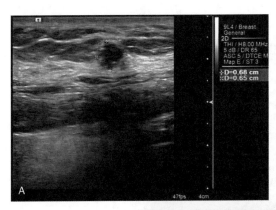
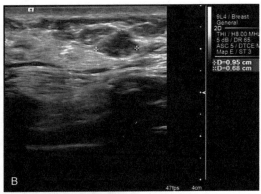
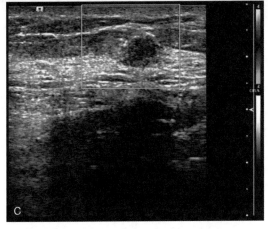

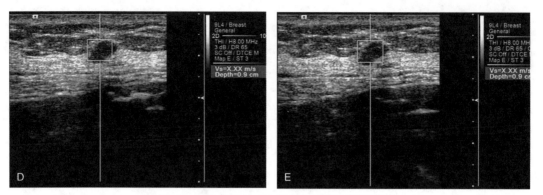

图 23-1　左乳 3 点钟方向乳晕旁结节声像图表现

灰阶图（A、B）示左乳 3 点钟方向见实性低回声结节，大小约 1.0cm×0.7cm×0.7cm，形态欠规则，边缘分叶状，边界清晰，内见点状强回声，后方回声无改变；CDFI（C）示病变内及周边无明显血流信号，Adler血流评分 0 分；ARFI 剪切波弹性成像（D、E）多次测量病变剪切波弹性成像为 X.XX m/s（建议截断值4.05m/s），提示病变硬。

病例 24

【病史】女,49 岁。双乳结节 1 年余,左侧乳头溢液 3 个月。

【实验室检查】无。

【其他影像学检查】钼靶:左乳下象限结节伴腺体非对称性改变,BI-RADS 3 类,左乳头足位乳头处见高密度影,考虑乳头溢液影;右乳内上象限小钙化灶,BI-RADS 2 类。

MRI:左乳导管扩张,双乳沿导管分布的多发结节影,BI-RADS 4A 类;右乳晕区及左乳内下象限结节,BI-RADS 3 类。

【超声表现】见图 24-1。

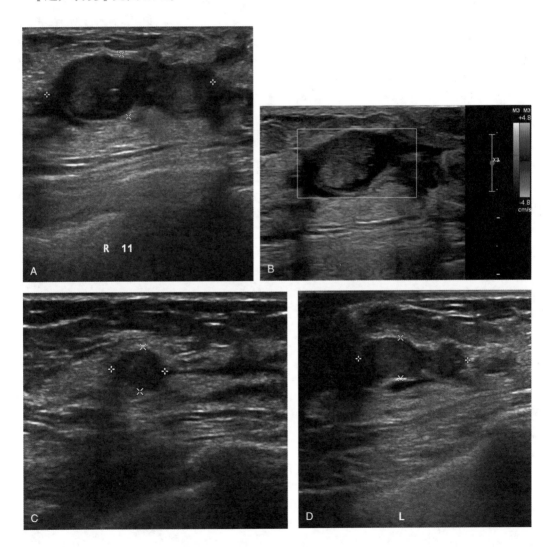

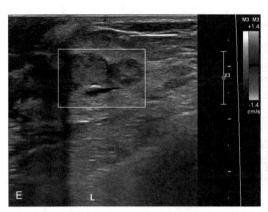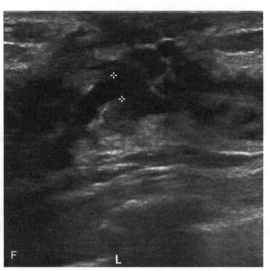

图 24-1　双乳多发结节声像图表现

灰阶图(A、B)示右乳 11 点钟方向乳头旁见大小约 2.6cm×1.0cm 的囊实性混合回声结节,形态欠规则,局部边缘成角,实性回声内彩色血流信号不丰富;灰阶图(C)示右乳 8 点距乳头 3cm 处见大小约 0.7cm×0.6cm 的实性低回声结节,周边见导管回声,形态规则,边缘毛刺形成;灰阶图(D)及 CDFI(E)示左乳外下象限乳头旁见大小约 1.7cm×0.6cm 低回声结节,似沿导管分布,形态不规则,边缘分叶状,内彩色血流信号不丰富;灰阶图(F)示左侧乳头后方导管扩张,宽约 0.35cm。

　　【超声诊断】双乳多发结节,BI-RADS 4A 类,导管内来源可能。

　　【超声诊断依据】结节特征:结节与导管关系密切,伴有导管扩张。BI-RADS 4A 类。

　　【推荐】穿刺活检或手术。

　　【病理诊断】(左乳区段、右乳头后方、右乳 8 点钟方向麦默通组织)导管内乳头状瘤病伴导管上皮旺炽型增生。

病例 25

【病史】女,31 岁。发现左乳结节 2 周。

【实验室检查】无异常。

【其他影像学检查】外院钼靶提示左乳结节,BI-RADS 4A 类。

【超声表现】见图 25-1。

【超声诊断】左乳结节,BI-RADS 4A 类。

【超声诊断依据】结节特征:实性、低回声、形态规则,边缘浅分叶,边界清晰,内见点状强回声,后方回声增强,可见侧方声影。CDFI 示病变内见点状血流信号,RI 呈低阻。应变弹性成像提示病变软。BI-RADS 4A 类。

【推荐】穿刺活检。

【病理诊断】良性叶状肿瘤。

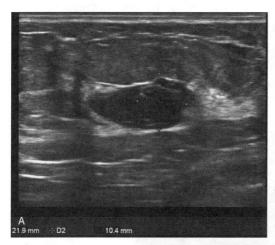
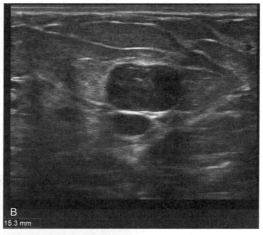
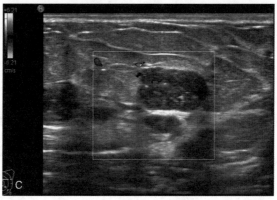

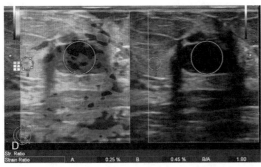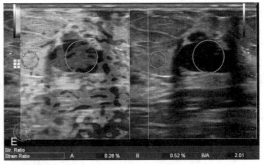

图 25-1 左乳结节声像图表现

灰阶图（A、B）示左乳外上象限见低回声结节，大小约 2.1cm×1.4cm×1.5cm，形态规则，边缘浅分叶，边界清晰，内见点状及短条状强回声，后方回声增强，可见侧方声影；CDFI（C）示病变内点状血流信号，Adler 血流评分 1 分；应变弹性成像（D、E）示病变呈蓝绿相间，弹性评分 2 分（建议截断值 3~4 分），应变率比值 2.01（建议截断值 3.11）。

病例 25.1

【病史】女，66 岁。发现左乳肿物 3 月余。

【实验室检查】无异常。

【其他影像学检查】无。

【超声表现】见图 25.1-1。

【超声诊断】左乳结节，BI-RADS 4A 类。

【超声诊断依据】结节特征：实性、低回声、形态尚规则，边缘浅分叶状，边界清晰，后方回声增强。CDFI 示病变内点状、线状血流信号，RI 呈低阻。应变弹性成像提示病变软，ARFI 剪切波弹性成像提示病变软。BI-RADS 4A 类。

【推荐】穿刺活检。

【病理诊断】良性叶状肿瘤。

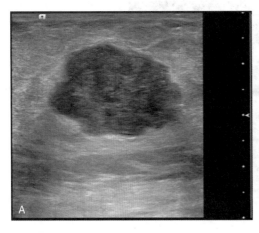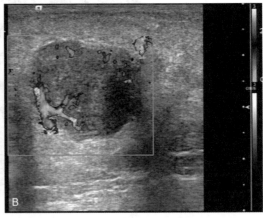

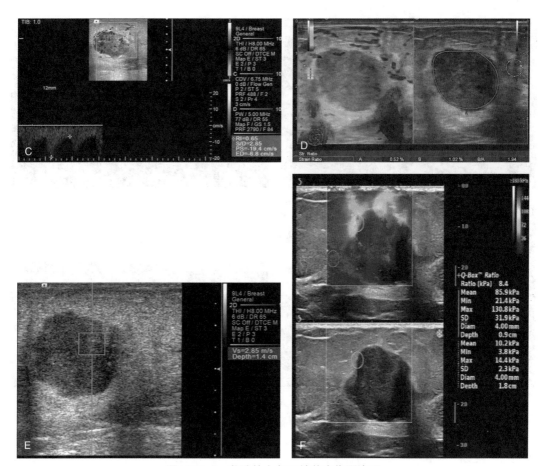

图 25.1-1　左乳外上象限结节声像图表现

灰阶图(A)示左乳外上象限见实性低回声结节,大小约 2.5cm×1.8cm×1.5cm,形态尚规则,边缘浅分叶状,边界清晰,后方回声增强;CDFI(B)示病变内点状、线状血流信号,Adler 血流评分 3 分;频谱多普勒(C)示病变内血流 PSV 为 16.6cm/s,RI 为 0.67;应变弹性成像(D)示病变呈蓝绿相间,弹性评分 2 分(建议截断值 3~4 分),应变率比值 1.94(建议截断值 3.11);ARFI 剪切波弹性成像(E)示病变剪切波速度 2.85m/s(建议截断值 4.05m/s);实时剪切波弹性成像(F)示病变 SWEmax 为 130.8kPa(建议截断值 88.4kPa)。

病例 25.2

【病史】女,30 岁。1 年前发现右乳肿物,位于乳头上方,约 1.0cm×1.0cm,质地韧,边界清,活动佳,无乳头溢液,无乳房疼痛,无红肿破溃。

【实验室检查】无异常。

【其他影像学检查】无。

【超声表现】见图 25.2-1。

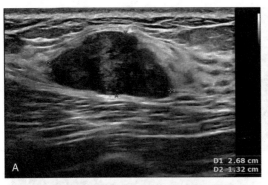
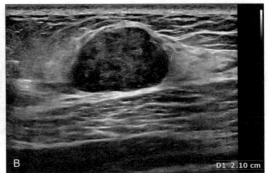
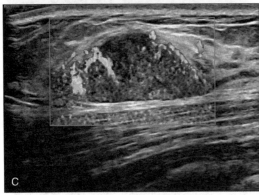
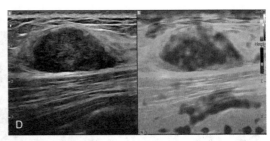

图 25.2-1　右乳 12 点钟方向结节声像图表现

灰阶图（A、B）示右乳 12 点钟方向距乳头 4.5cm 处见低回声，大小 2.7cm×2.0cm×1.3cm，分叶状，边界清晰；CDFI（C）示周边内部见条状血流信号，Adler 血流评分 3 分；应变弹性成像（D）示病变整体呈蓝色，内间或少许绿色。弹性评分 4 分（建议截断值 3~4 分）。

【超声诊断】右乳 12 点钟方向实性结节，BI-RADS 4A 类。

【超声诊断依据】结节特征：分叶状，边界清晰，周边内部血流信号。肿物生长较迅速。

【推荐】穿刺活检或手术。

【病理诊断】（右乳肿物）良性叶状肿瘤。

病例 26

【病史】女,64 岁。查体发现右乳肿物 3 天余。

【实验室检查】无异常。

【其他影像学检查】无。

【超声表现】见图 26-1。

【超声诊断】右乳结节,BI-RADS 4B 类。

【超声诊断依据】结节特征：实性低回声,形态欠规则,边缘分叶状,边界清晰,后方回声不均匀衰减。CDFI 示病变内短棒状血流信号,RI 呈低阻。应变弹性成像提示病变软。BI-RADS 4B 类。

【推荐】建议穿刺活检。

【病理诊断】良性叶状肿瘤。

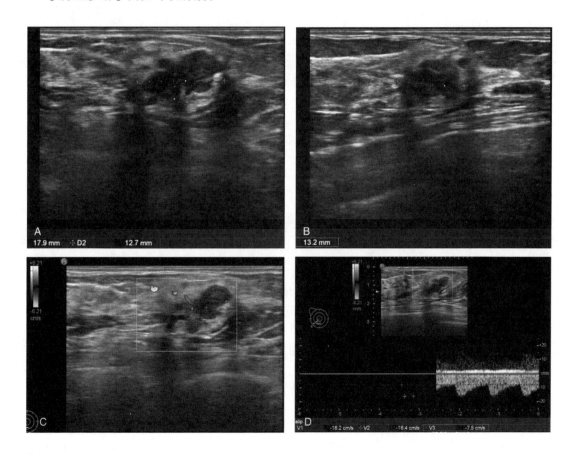

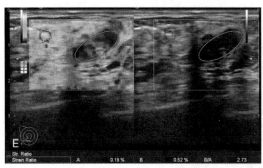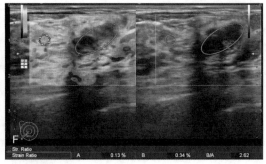

图 26-1　右乳结节声像图表现

灰阶图（A、B）示右乳外下象限见实性低回声结节，大小约 1.8cm×1.3cm×1.3cm，形态欠规则，边缘分叶状，边界清晰；CDFI（C）示病变内短棒状血流信号，Adler 血流评分 2 分；频谱多普勒（D）示病变内血流 PSV 为 16.4cm/s，RI 为 0.52；应变弹性成像（E、F）示病变呈蓝绿相间，弹性评分 2 分（建议截断值 3~4 分），应变率比值 2.73（建议截断值 3.11）。

病例 27

【病史】女,42 岁。体检发现左乳肿物 1 周。

【实验室检查】无异常。

【其他影像学检查】无。

【超声表现】见图 27-1。

【超声诊断】左乳结节,BI-RADS 4A 类。

【超声诊断依据】结节特征:实性、低回声、形态规则,边缘浅分叶状,边界清晰,后方回声增强,有侧方声影。CDFI 示病变内血流信号,RI 呈低阻。应变弹性成像提示病变软。BI-RADS 4A 类。

【推荐】穿刺活检。

【病理诊断】交界性叶状肿瘤。

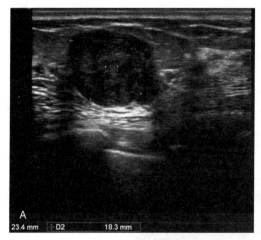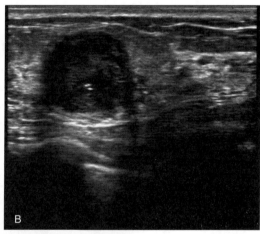

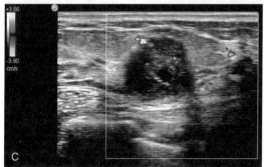

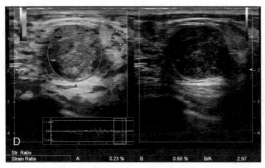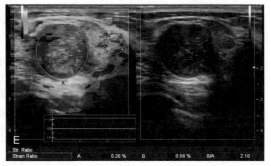

图 27-1　左乳结节声像图表现

灰阶图（A、B）示左乳外上象限见实性低回声结节，大小约 2.3cm×1.8cm×1.5cm，形态规则，边缘浅分叶状，边界清晰，内见点状强回声，后方回声增强，可见侧方声影；CDFI（C）示病变内点状血流信号，Adler血流评分 1 分；应变弹性成像（D、E）示病变呈蓝绿相间，弹性评分 2 分（建议截断值 3~4 分），应变率比值分别为 2.97 及 2.16（建议截断值 3.11）。

病例 28

【病史】女,60 岁。发现右乳肿物 1 年余。

【实验室检查】无异常。

【其他影像学检查】钼靶检查提示右乳肿物,见图 28-1。BI-RADS 3 类。

【超声表现】见图 28-2。

【超声诊断】右乳结节,BI-RADS 4A 类。

【超声诊断依据】结节特征:实性、低回声、形态规则,边缘浅分叶状,边界清晰,后方回声增强。CDFI 示病变内点、线状血流,RI 呈高阻。应变弹性成像及剪切波弹性成像提示病变软。BI-RADS 4A 类。

【推荐】穿刺活检。

【病理诊断】交界性叶状肿瘤。

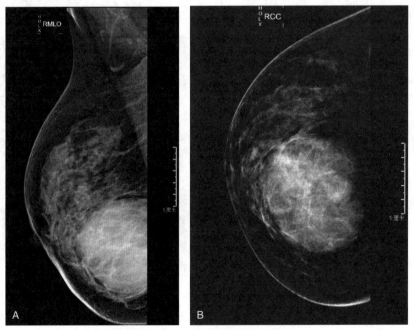

图 28-1　右乳内下象限结节钼靶表现

钼靶图(A、B)右乳内下象限见一肿块影,形态规则,边界清晰。

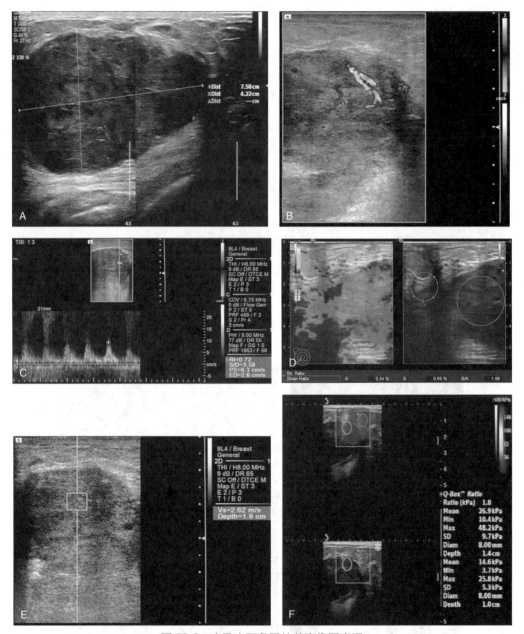

图 28-2　右乳内下象限结节声像图表现

灰阶图(A)示右乳内下象限见实性低回声结节,大小约 7.6cm×4.2cm×5.0cm,形态规则,边缘浅分叶状,边界清晰,后方回声增强;CDFI(B)示病变内点、线状血流信号,Adler 血流评分 2 分;频谱多普勒(C)示病变内血流 PSV 为 9.3cm/s,RI 为 0.72;应变弹性成像(D)示病变整体呈绿色为主,蓝绿相间,弹性评分 2 分(建议截断值 3~4 分),应变率比值 1.96(建议截断值 3.11);ARFI 剪切波弹性成像(E)示病变SWV 为 2.62m/s(建议截断值 4.05m/s);实时剪切波弹性成像(F)示病变 SWE 为 48.2kPa(建议截断值88.4kPa)。

病例 29

【病史】女,38岁。4年前于外院发现右乳外下方新发肿物2个,大小分别为2.2cm×2.3cm、1.8cm×1.0cm,边界清。遂于我院行手术治疗,术中冰冻病理回报:右乳纤维腺瘤或分叶状肿瘤。术后1年,外院双乳超声发现右乳肿物,位于右乳外下象限8点钟方向距乳头1.6cm处,大小2.9cm×1.4cm,边界清,之后结节逐渐增大。1年半前外院乳腺彩超:右乳距乳头2.0cm处见单发结节,位于8点钟方向,大小约4.6cm×2.1cm,方向与皮肤平行,不规则呈分叶状,结节边缘完整,边界清晰,内部为低回声,CDFI示病变边缘及内部可见血流信号。提示:右乳单发实性结节,结合病史考虑叶状肿瘤,BI-RADS 3类。现结节大小10.0cm×5.0cm。

【实验室检查】无异常。

【其他影像学检查】无。

【超声表现】见图29-1。

【超声诊断】右乳实性占位,BI-RADS 4B,考虑叶状肿瘤复发。

【超声诊断依据】结节特征:生长迅速、形态不规则,呈分叶状、内见少许无回声,内见条形血流信号。

【推荐】穿刺活检或手术。

【病理诊断】(右乳肿物)乳腺交界性叶状肿瘤。

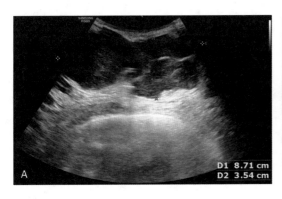
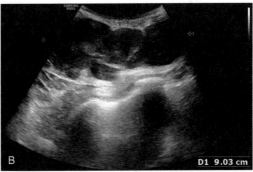

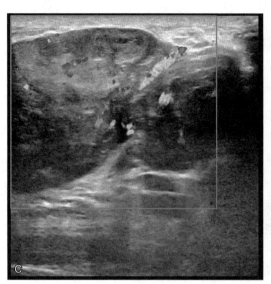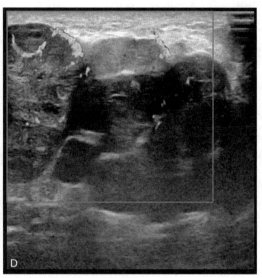

图 29-1　右乳 6~9 点钟方向结节声像图表现

灰阶图（A、B）示右侧乳腺 6~9 点钟方向乳头旁低回声，大小 8.7cm × 9.0cm × 3.5cm，形态不规则，呈分叶状，边界尚清晰，内见少许无回声；CDFI（C、D）示病变内条状血流信号。

病例 30

【病史】女，39 岁。乳腺疼痛，触及左乳肿物 2 月余。

【实验室检查】无异常。

【其他影像学检查】MRI 提示 BI-RADS 4 类。

【超声表现】见图 30-1。

【超声诊断】左乳结节，BI-RADS 4B 类。

【超声诊断依据】结节特征：实性、低回声、形态不规则，边缘分叶状。CDFI 示病变内点状及短棒状动脉血流，RI 呈高阻。应变弹性成像提示病变硬。BI-RADS 4B 类。

【推荐】穿刺活检或手术。

【病理诊断】肉芽肿性乳腺炎。

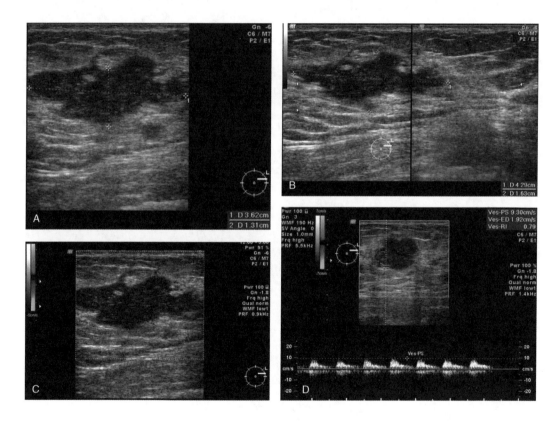

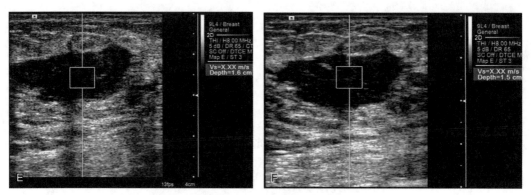
图 30-1　左乳 3 点钟方向结节声像图表现

灰阶图(A、B)示左乳 3 点钟方向见实性低回声结节,大小约 4.2cm × 1.6cm × 2.1cm,形态不规则,边缘分叶状,边界尚清,后方回声略增强;CDFI(C)示病变内点状及短棒状血流信号,Adler 血流评分 2 分;频谱多普勒(D)示病变内血流 PSV 为 9.3cm/s,RI 为 0.79;ARFI 剪切波变弹性成像(E,F)多次测量病变 SWV 为 XXX m/s(建议截断值 4.05m/s),提示病变硬。

病例 31

【病史】女,37 岁。乳腺胀痛 3 月余。

【实验室检查】无异常。

【其他影像学检查】无。

【超声表现】见图 31-1。

【超声诊断】左乳结节,BI-RADS 4B 类。

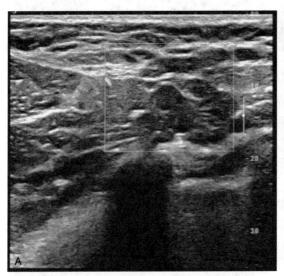
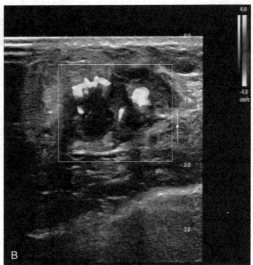
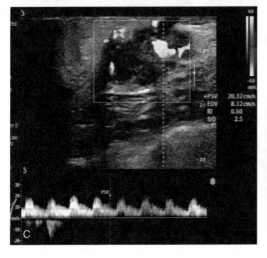
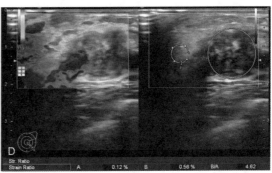

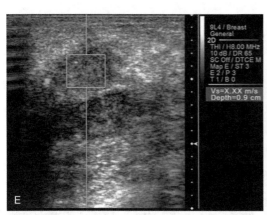
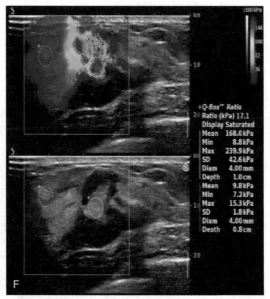

图 31-1　左乳外上象限结节声像图表现

灰阶图（A）示左乳外上象限见实性低回声结节，大小约 4.9cm×1.6cm×3.0cm，形态不规则，部分切面沿腺体小叶走行分布，边缘分叶状，边界尚清，后方回声增强；CDFI（B）示病变内较丰富条状血流信号，Adler 血流评分 3 分；频谱多普勒（C）示病变内血流 PSV 为 20.31cm/s，RI 为 0.60；应变弹性成像（D）示病变整体呈蓝色，弹性评分 4 分（建议截断值 3~4 分），应变率比值 4.62（建议截断值 3.11）；ARFI 剪切波弹性成像（E）多次测量病变 SWV 为 X.XXm/s（建议截断值 4.05m/s）；实时剪切波弹性成像（F）示病变 SWEmax 为 239.9kPa（建议截断值 88.4kPa）。

【超声诊断依据】结节特征：实性、低回声、部分层面沿腺体小叶走行分布，形态不规则，边缘分叶状，边界尚清，后方回声增强。CDFI 示病变内线状血流信号，RI 呈低阻。应变弹性成像及剪切波弹性成像提示病变硬。BI-RADS 4B 类。

【推荐】穿刺活检或手术。

【病理诊断】肉芽肿性乳腺炎。

病例 32

【病史】女,39岁。4个月前无明显诱因出现右乳红肿及皮温升高,伴乳腺触痛、胀痛,无乳头溢液、溢血、破溃,于当地乳腺超声检查提示乳腺炎症。10余天前患者发现该肿物旁出现红肿结节,直径1cm,质软,有波动感。入院后查体:右乳头下方可触及约9cm×4cm大小结节,病变硬,边缘欠清晰,活动度不佳,局部腺体似有增厚。

【实验室检查】无异常。

【其他影像学检查】无。

【超声表现】见图32-1。

【超声诊断】右乳低回声,炎性包块伴脓肿形成可能性大。

【超声诊断依据】患者右乳红肿及皮温升高,伴乳腺触痛、胀痛。超声包块内可见点状回声流动。

【推荐】穿刺活检或手术。

【病理诊断】(右乳肿物)符合特发性肉芽肿性乳腺炎。

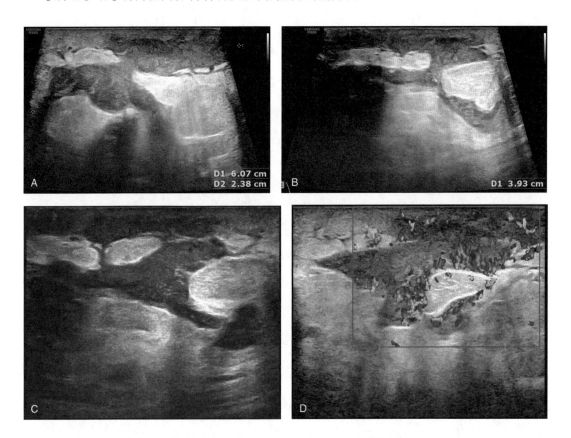

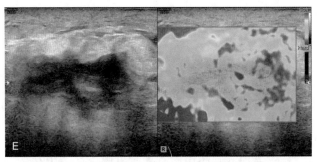

图 32-1 右乳内下及外下象限结节声像图表现

灰阶图（A~C）示右乳内下及外下见低回声,范围 9.2cm× 3.9cm×2.4cm,形态不规则,部分边界欠清,部分区域可见点状回声流动;CDFI（D）示病变内见条状血流信号;应变弹性成像（E）示病变呈蓝绿相间,绿色为主,弹性评分 2 分(建议截断值 3~4 分)。

病例 33

【病史】女,33 岁。右乳疼痛不适 2 周余。

【实验室检查】无异常。

【其他影像学检查】外院钼靶提示 BI-RADS 4A 类。

【超声表现】见图 33-1。

【超声诊断】右乳结节,BI-RADS 4A 类。

【超声诊断依据】结节特征:实性、低回声、形态欠规则,边缘欠光整,边界尚清晰,后方回声无改变,周边见条索状低回声,向乳晕方向沿伸。CDFI 示病变周边少许血流信号,RI 呈低阻。应变弹性成像提示病变软。BI-RADS 4A 类。

【推荐】建议穿刺活检。患者要求手术治疗。

【病理诊断】浆细胞性乳腺炎。

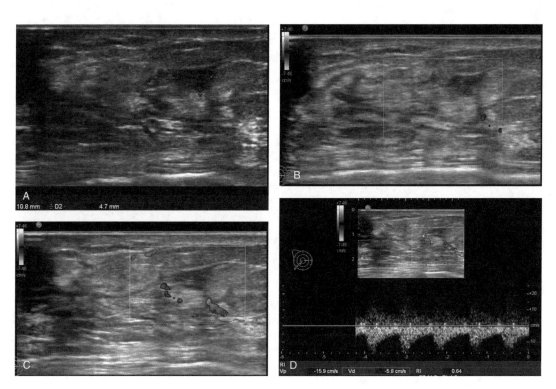

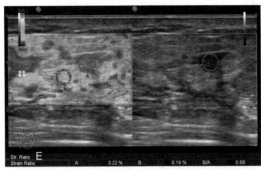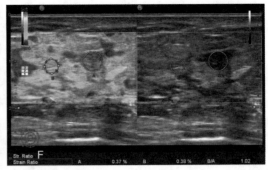

图 33-1 右乳 3 点钟方向结节声像图表现

灰阶图(A)示右乳 3 点钟方向见低回声结节,大小约 1.1cm×0.5cm×0.8cm,形态欠规则,边缘不光整,边界尚清晰,后方回声无改变,周边见条索状低回声,向乳晕方向沿伸;CDFI(B、C)示病变周边少许血流信号,Adler 血流评分 0 分;频谱多普勒(D)示病变周边血流 PSV 为 15.9cm/s,RI 为 0.64;应变弹性成像(E、F)示病变整体及周围呈绿色,弹性评分 1 分(建议截断值 3~4 分),应变率比值分别为 0.88 及 1.02(建议截断值 3.11)。

病例 34

【病史】女,34 岁。左乳肿胀不适,触及包块 1 月余。

【实验室检查】无异常。

【其他影像学检查】无。

【超声表现】见图 34-1。

【超声诊断】左乳低回声,BI-RADS 4A 类。

【超声诊断依据】结节特征:实性低回声,形态欠规则,边缘分叶状,边界清晰,后方回声增强,局部累及皮下。CDFI 示病变内及周边点状及短棒状血流信号,呈高阻。应变弹性成像提示病变软,ARFI 剪切波弹性成像提示病变硬。BI-RADS 4A 类。

【推荐】建议穿刺活检。

【病理诊断】浆细胞性乳腺炎。

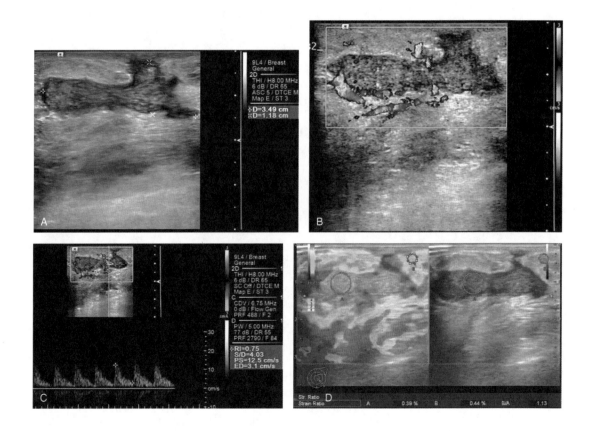

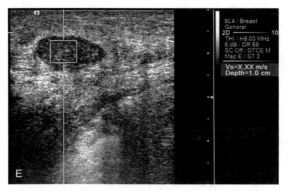

图 34-1　左乳结节声像图表现

灰阶图（A）示左乳外上象限见片状低回声，大小约 3.5cm× 1.8cm×1.2cm，形态欠规则，边缘分叶状，边界清晰，后方回声增强，局部累及皮下；CDFI（B）示病变内及周边点状及短棒状血流信号，Adler 血流评分 2 分；频谱多普勒（C）示病变内血流 PSV 为 12.05cm/s，RI 为 0.75；应变弹性成像（D）示病变以绿色为主，周边少许蓝色，弹性评分 2 分（建议截断值 3~4 分），应变率比值 1.13（建议截断值 3.11）；ARFI 剪切波弹性成像（E）多次测量病变 SWV 为 X.XXm/s（建议截断值 4.05m/s）。

病例 35

【病史】女,82 岁。右乳肿块伴皮肤破溃流液 2 月余。

【实验室检查】XPERT 结核分枝杆菌(脓液):阳性;T-SPOT.TB(全血):阳性。

【其他影像学检查】无。

【超声表现】见图 35-1。

【超声诊断】右乳低回声病灶,炎性病变可能。

【超声诊断依据】病灶特征:低回声、形态不规则,病灶穿透皮肤层,内可见点状强回声。CDFI 示病灶内血流信号不明显。弹性成像提示病灶质地较软。超声造影示病灶呈环形增强。

【推荐】穿刺活检。

【病理诊断】慢性肉芽肿性炎伴多量凝固性坏死,考虑结核。

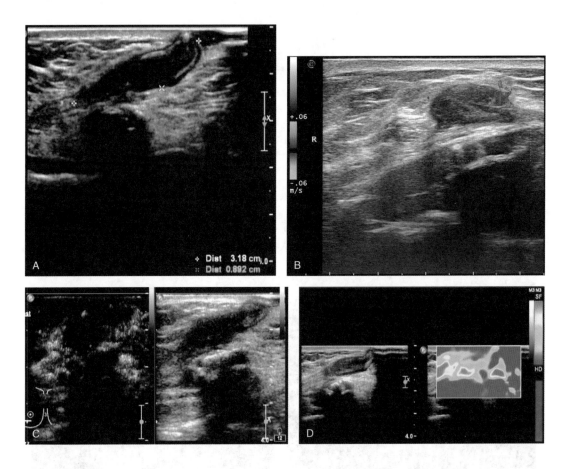

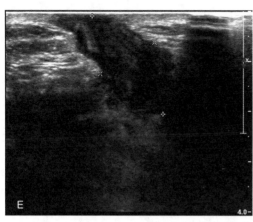
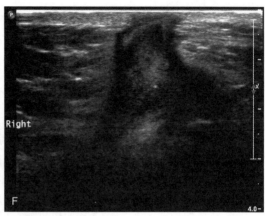

图 35-1　右乳 3~4 点钟方向病灶声像图表现

灰阶图及 CDFI（A、B）示右乳 3~4 点钟方向大小 3.2cm×0.9cm 的低回声团块，自腺体边缘延伸至皮肤层，形态规则，内回声不均匀，内可见强回声，横切可见边缘成角，病灶内血流信号不明显；超声造影（C）混合回声周边动脉期造影剂快速填充，内部为无增强区及少许条带样增强，随后条带样增强快速消退；应变弹性成像（D）病变整体及周围呈蓝绿色相间，绿色为主。弹性评分 2 分（建议截断值 3~4 分）；1 周后复查，灰阶图（E、F）示右乳 3~4 点钟方向可见一个混合性回声，大小约 2.5cm×1.3cm，内可见不均匀点状强回声。

病例 35.1

【病史】女，57 岁。自行发现左乳肿物 1 月余。既往有陈旧性肺结核，类风湿关节炎及间质性肺病史。外院超声提示"左乳腺体外侧深层低回声，4.6cm×2.2cm，边界欠清。

【实验室检查】入院术前检查无异常。

【其他影像学检查】无。

【超声表现】见图 35.1-1。

【超声诊断】左侧胸壁肿物，累及左侧乳腺，结合病史，结核不除外。

【超声诊断依据】病灶特征：病变范围较大，病变主体位于左侧胸腔，穿透胸壁累及左乳深层，呈低回声，形态不规则，内可见血流信号，弹性成像提示病灶质地较软。超声造影病灶呈富血供改变。

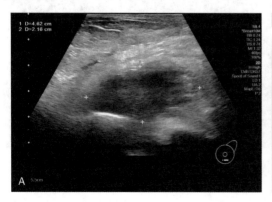
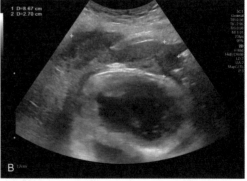

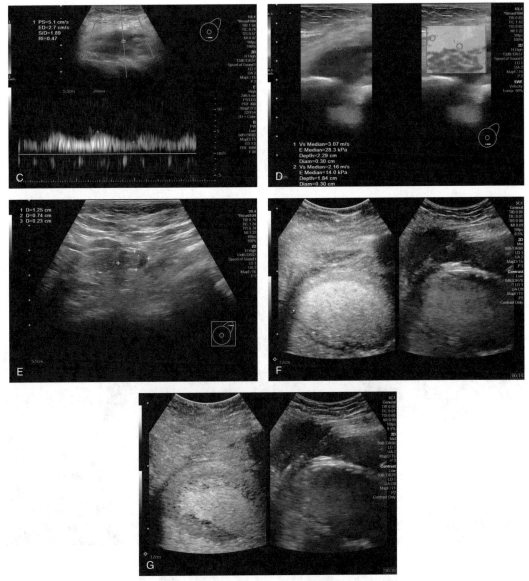

图 35.1-1　左乳深层及胸壁肿物声像图表现

灰阶图（A、B）示左乳 6 点钟方向腺体边缘深层低回声团块，大小约 4.6cm×2.2cm，形态不规则，边缘分叶状，边界欠清，变换探头追踪扫查可见病变与胸腔内肿物通过胸壁窦道相连，整体范围约 8.7cm×2.7cm，形态不规则，边缘分叶状；CDFI（C）示病变内条状血流信号，频谱多普勒 PSV 为 5.1cm/s，RI 为 0.47；ARFI 剪切波弹性成像（D）示病变 SWV 为 3.07m/s（建议截断值 4.05m/s），提示病变软；灰阶图（E）示左侧腋窝淋巴结大小 1.3cm×0.7cm，结构清晰，皮质厚 0.23cm，提示淋巴结未肿大；超声造影（F、G）病示变动脉期呈高增强，均匀强化，从外周向中央强化，增强晚期快速消退，与周围组织呈等增强。

【推荐】穿刺活检。患者回当地胸科医院进一步检查治疗，结核杆菌 DNA 阳性，规律抗结核治疗半年，病变消失。

【病理诊断】胸壁结核。

病例 36

【病史】女,43 岁。发现乳腺结节 2 年余。

【实验室检查】无。

【其他影像学检查】无。

【超声表现】见图 36-1。

【超声诊断】左乳结节,超声造影提示富血供,BI-RADS 3 类。

【超声诊断依据】结节特征:形态规则,边缘光整。频谱多普勒示病变内部血流信号中等阻力频谱,超声造影示病变呈均匀高增强,形态规则,范围无明显增大。BI-RADS 3 类。

【推荐】穿刺活检或短期随访。

【病理诊断】乳腺腺肌上皮瘤样增生。

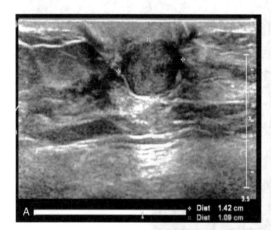
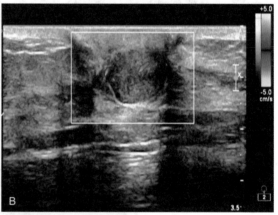
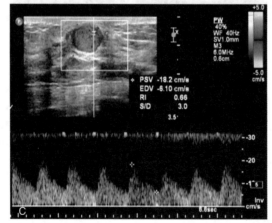

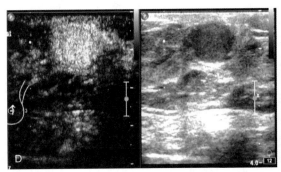
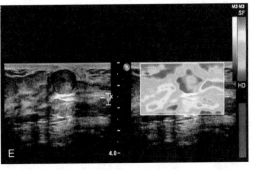

图 36-1　左乳结节声像图表现

灰阶图（A、B）示左侧乳腺乳头后方低回声结节，大小约 1.4cm×1.1cm，形态规则，边缘光整，内回声欠均匀，周边及内见条状血流信号；频谱多普勒（C）示结节内血流 PSV 为 18.2cm/s，RI 为 0.66；超声造影（D）示结节内造影剂先于周边腺体快速填充，呈均匀高增强，形态规则，范围无明显增大，此后结节内造影剂缓慢消退；应变弹性成像（E）示病变整体及周围呈蓝绿相间，以蓝色为主，弹性评分 4 分（建议截断值 3~4 分）。

病例 37

【病史】女,68岁。发现左乳结节1月余。

【实验室检查】无异常。

【其他影像学检查】无。

【超声表现】见图37-1。

【超声诊断】左乳结节,BI-RADS 4B类。

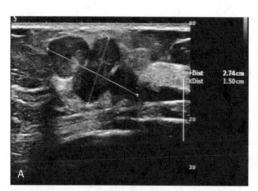
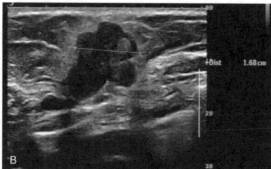
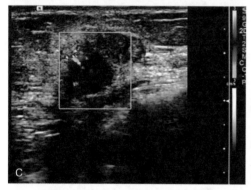
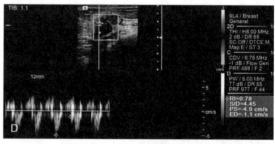
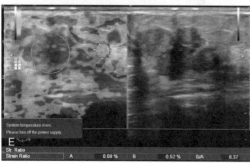
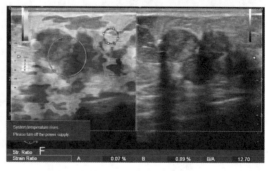

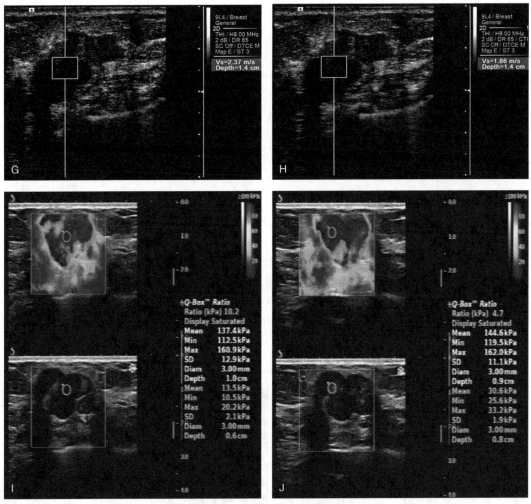

图 37-1　左乳结节声像图表现

灰阶图（A、B）示左乳外下象限见实性低回声结节,大小约 2.7cm×1.5cm×1.7cm,形态欠规则,边缘分叶状,边界清晰,后方回声不均匀略衰减;CDFI（C）示病变内点状、短棒状血流信号,Adler 血流评分 2 分;频谱多普勒（D）示病变内血流 PSV 为 4.9cm/s,RI 为 0.78;应变弹性成像（E、F）示病变整体呈蓝色,弹性评分 4 分(建议截断值 3~4 分),应变率比值 12.7(建议截断值 3.11);ARFI 剪切波弹性成像（G、H）示病变 SWV 为 2.37m/s(建议截断值 4.05m/s);实时剪切波弹性成像（I、J）示病变整体呈红色,SWEmax 为 162.9kPa(建议截断值 88.4kPa)。

【超声诊断依据】结节特征:实性低回声,形态欠规则,边缘分叶状,边界清晰,后方回声不均匀略衰减。CDFI 示病变内点状、短棒状血流信号,呈高阻。应变弹性成像及实时剪切波弹性成像提示病变硬。ARFI 剪切波弹性成像提示病变软。BI-RADS 4B 类。

【推荐】建议穿刺活检。

【病理诊断】腺肌上皮性肿瘤。

病例 38

【病史】女,43 岁。发现右乳肿物 1 月余。

【实验室检查】无异常。

【其他影像学检查】无。

【超声表现】见图 38-1。

【超声诊断】右乳结节,BI-RADS 4C 类。

【超声诊断依据】结节特征:实性、低回声、形态不规则,边缘分叶状、毛刺形成,后方回声不均匀衰减。CDFI 示病变内较丰富动脉血流。应变弹性成像、ARFI 及实时剪切波弹性成像提示病变硬。BI-RADS 4C 类。

【推荐】穿刺活检或手术。

【病理诊断】腺肌上皮性肿瘤。

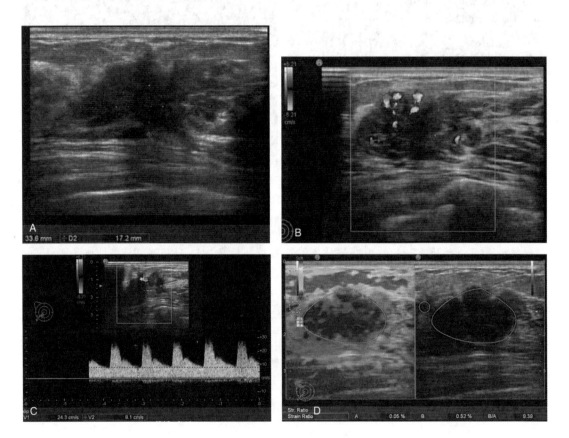

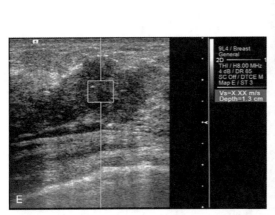
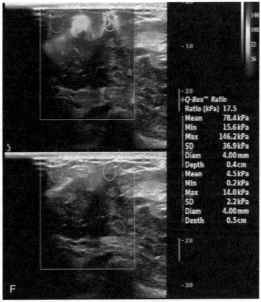

图 38-1　右乳外下象限结节声像图表现

灰阶图（A）示右乳外下象限见实性低回声结节，大小约 3.3cm×1.7cm×2.0cm，形态不规则，边缘分叶状、毛刺形成，边界尚清；CDFI（B）示病变内点、线状血流信号，Adler 血流评分 3 分；频谱多普勒（C）示病变内血流 PSV 为 24.3cm/s，RI 为 0.67；应变弹性成像（D）示病变整体呈蓝色，弹性评分 4 分（建议截断值 3~4 分），应变率比值 9.39（建议截断值 3.11）；ARFI 剪切波弹性成像（E）示多次测量病变 SWV 为 X.XXm/s（建议截断值 4.05m/s），提示病变硬；实时剪切波弹性成像（F）示病变 SWEmax 为 146.2kPa（建议截断值 88.4kPa），提示病变硬。

病例 39

【病史】女,50岁。4个月前发现左乳肿物,位于外下象限,约小枣大小,无乳头溢液,无乳房疼痛,无红肿破溃。8个月前乳腺超声检查:左乳4点钟方向距乳头3cm处见中高回声,大小3.4cm×1.5cm,形态规则,边界清晰,内见条索状高回声,CDFI示病变内见条状血流信号,走行规则,BI-RADS 3类。

【实验室检查】无异常。

【其他影像学检查】乳腺钼靶:左乳外下象腺腺体深部高密度类圆形团块影,边缘模糊,边界不清晰,较前明显,请结合临床。

【超声表现】见图39-1。

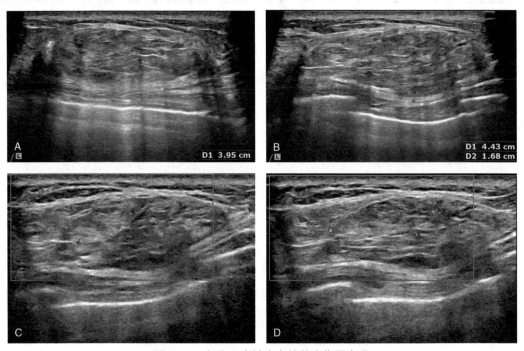

图 39-1　左乳 4 点钟方向结节声像图表现

灰阶图(A、B)示左乳4点钟方向距乳头3cm处见中高回声,大小4.0cm×3.4cm×1.7cm,形态规则,边界清晰,内见条索状高回声;CDFI(C、D)示病变周边点条状血流信号,Adler评分1分。

【超声诊断】左乳4点钟方向实性结节,BI-RADS 3类。

【超声诊断依据】结节特征:类圆形、形态规则,边界清晰,内见条索状中高回声。

【推荐】随访观察。患者要求手术切除。

【病理诊断】(左乳4点钟方向肿物)符合乳腺错构瘤(腺脂肪瘤)。

病例 40

【病史】女,62 岁。发现右乳肿物 10 年。
【实验室检查】相关检查无异常。
【其他影像学检查】无。
【超声表现】见图 40-1。

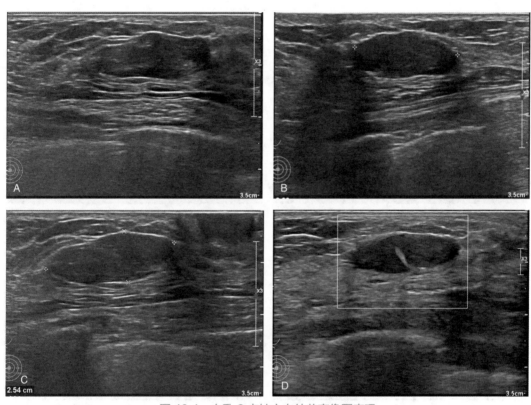

图 40-1　右乳 9 点钟方向结节声像图表现
灰阶图(A~C)示右乳 9 点钟方向低回声,形态尚规则,边界尚清,内见多个小片状无回声;
CDFI(D)示病变周边及内部条状血流信号,Adler 血流评分 2 分。

【超声诊断】右乳实性结节,BI-RADS 3 类。
【超声诊断依据】实性结节,形态规则,边界清,内血流走行规则。
【推荐】随访观察。
【病理诊断】右乳肿物(病变符合乳腺错构瘤),部分区域呈纤维腺瘤样改变。

病例 40.1

【病史】女,60岁。体检发现右乳肿物1月余。

【实验室检查】相关检查无异常。

【其他影像学检查】乳腺钼靶:双侧乳腺组织散在纤维腺体型,右乳外上象限团块状高密度影,边缘清晰,大小约 2.8cm×2.0cm。

【超声表现】见图 40.1-1。

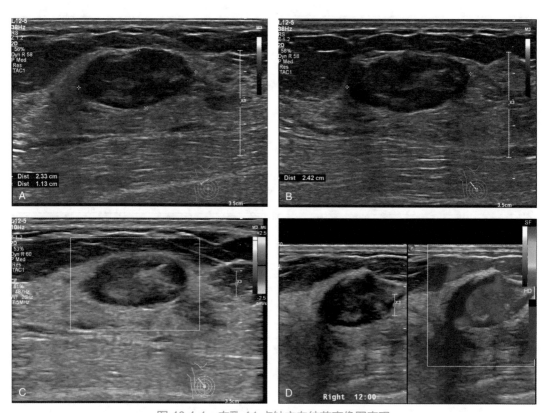

图 40.1-1　右乳 11 点钟方向结节声像图表现

灰阶图(A、B)示右乳 11 点钟方向见低回声,2.3cm×2.4cm×1.1cm,形态规则,边界清,内回声不均;CDFI (C)示边缘见短条状血流信号;应变弹性成像(D)示病变整体呈绿色,周边少许红色环绕,弹性评分 2 分(建议截断值 3~4 分)。

【超声诊断】右乳实性结节,BI-RADS 3 类。

【超声诊断依据】右乳实性结节,形态规则,边界清,边缘见少许血流信号。

【推荐】随访观察。

【病理诊断】(右乳肿物)符合乳腺错构瘤。

病例 41

【病史】女,67 岁。查体发现右乳肿物 1 月余。

【实验室检查】无异常。

【其他影像学检查】无。

【超声表现】见图 41-1。

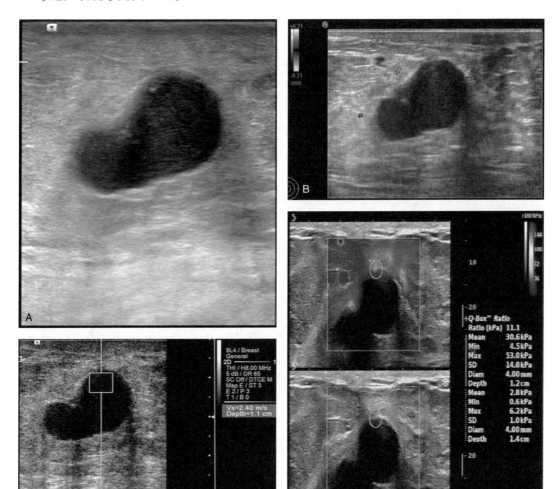

图 41-1　右乳 9 点钟方向乳晕旁结节声像图表现

灰阶图(A)示右乳 9 点钟方向乳晕旁见低回声结节,大小约 2.4cm×1.7cm×1.9cm,形态尚规则,边缘浅分叶状,边界清晰,后方回声略增强,可见侧方声影;CDFI(B)示病变内无明显血流信号,其周边有点状血流信号,Adler 血流评分 0 分;ARFI 剪切波弹性成像(C)示病变 SWV 为 2.40m/s(建议截断值 4.05m/s);实时剪切波弹性成像(D)示病变 SWEmax 为 53.0kPa(建议截断值 88.4kPa)。

【超声诊断】右乳结节,BI-RADS 4A 类。

【超声诊断依据】结节特征:低回声、形态尚规则,边缘浅分叶状,边界清晰,后方回声增强,可见侧方声影。CDFI 示病变周边有少许血流信号,RI 呈低阻。ARFI 及实时剪切波弹性成像提示病变软。BI-RADS 4A 类。

【推荐】穿刺活检。

【病理诊断】囊肿。

病例 42

【病史】女,23 岁。触及左乳肿物半年余。

【实验室检查】无异常。

【其他影像学检查】无。

【超声表现】见图 42-1。

【超声诊断】左乳结节,BI-RADS 3 类。

【超声诊断依据】结节特征:低回声、形态规则,边缘光整,边界清晰,内见点状强回声,后方回声增强。CDFI 示病变内无血流信号。应变弹性成像、ARFI 及实时剪切波弹性成像提示病变软。BI-RADS 3 类。

【推荐】定期复查。患者要求手术切除。

【病理诊断】积乳囊肿。

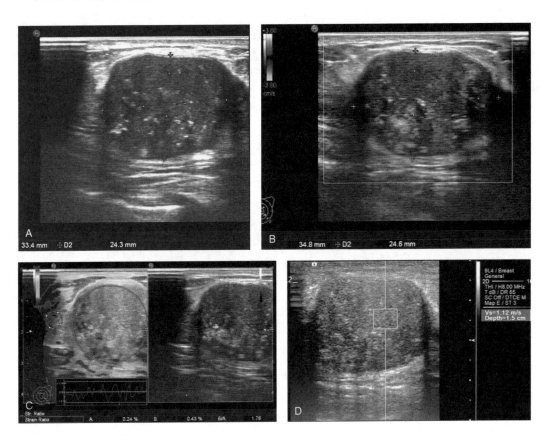

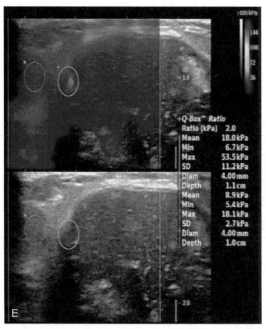

图 42-1　左乳 12 点钟方向结节声像图表现

灰阶图（A）示左乳 12 点钟方向见实性低回声结节，大小约 3.3cm×2.4cm×2.5cm，形态规则，边缘光整，边界清晰，内见点状强回声，后方回声增强；CDFI（B）示病变内无明显血流信号，Adler 血流评分 0 分；应变弹性成像（C）示病变呈蓝绿相间，弹性评分 2 分（建议截断值 3~4 分），应变率比值 1.76（建议截断值 3.11），提示病变软；ARFI 剪切波弹性成像（D）示病变 SWV 为 1.12m/s（建议截断值 4.05m/s），提示病变软；实时剪切波弹性成像（E）示病变 SWEmax 为 53.5kPa（建议截断值 88.4kPa），提示病变软。

病例 43

【病史】女 46 岁。乳腺疼痛不适 1 月余。

【实验室检查】无异常。

【其他影像学检查】无。

【超声表现】见图 43-1。

【超声诊断】右乳结节，BI-RADS 4B 类。

【超声诊断依据】结节特征：实性低回声，形态尚规则，边缘微分叶状，边界欠清晰，后方回声不均匀衰减。CDFI 示病变周边点状血流信号，RI 呈高阻。应变及剪切波弹性成像提示病变硬。BI-RADS 4B 类。

【推荐】建议穿刺活检。

【病理诊断】脂肪坏死结节。

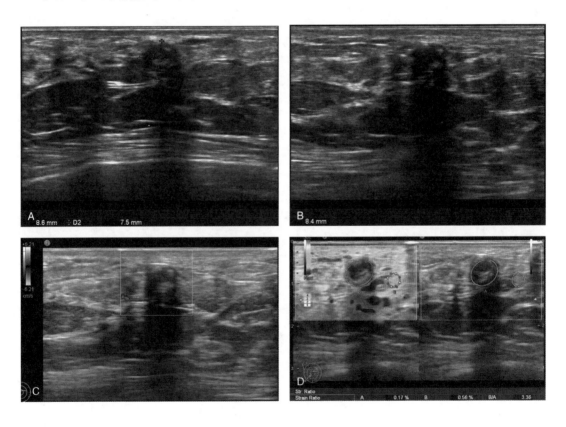

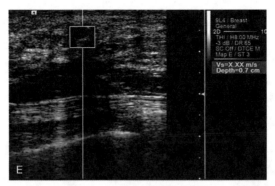

图 43-1　右乳结节声像图表现

灰阶图(A、B)示右乳 12 点钟方向乳晕旁见实性低回声结节,大小约 0.9cm×0.8cm×0.8cm,形态尚规则,边缘微分叶状,边界欠清晰,后方回声不均匀衰减;CDFI(C)示病变周边点状血流信号,Adler 血流评分 1 分;应变弹性成像(D)示病变整体呈蓝色,弹性评分 4 分(建议截断值 3~4 分),应变率比值 3.36(建议截断值 3.11);ARFI 剪切波弹性成像(E)多次测量病变 SWV 为 X.XXm/s(建议截断值 4.05m/s)。

病例 44

【病史】女,60 岁。外伤后右乳疼痛,发现右乳肿物 2 月余。

【实验室检查】无异常。

【其他影像学检查】无。

【超声表现】见图 44-1。

【超声诊断】右乳结节,BI-RADS 5 类。

【超声诊断依据】结节特征:实性、低回声、形态不规则,边缘分叶状、成角形成,内似见点状强回声,后方回声衰减。CDFI 示病变内无血流信号,病变周边可见点状血流信号,RI 呈低阻。应变弹性成像、ARFI 剪切波弹性成像及实时剪切波弹性成像提示病变硬。BI-RADS 5 类。

【推荐】穿刺活检或手术。

【病理诊断】脂肪坏死结节。

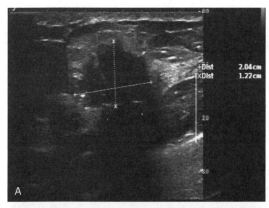
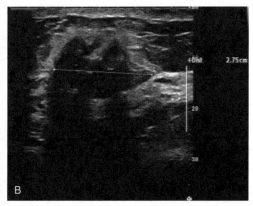
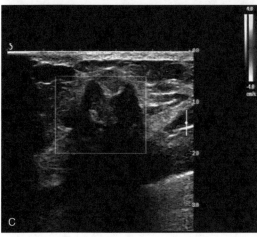
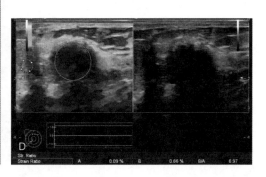

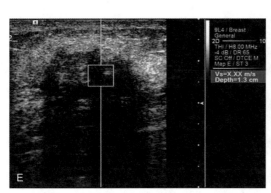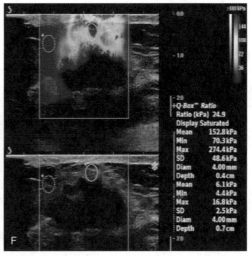

图 44-1　右乳内上象限结节声像图表现

灰阶图（A、B）示右乳内上象限见实性低回声结节，大小约 2.8cm×1.2cm×2.0cm，形态不规则，边缘分叶状，成角形成，内似可见点状强回声，后方回声衰减；CDFI（C）示病变内无明显血流信号，Adler 血流评分 0分；应变弹性成像（D）示病变整体及周围呈蓝色，弹性评分 5 分（建议截断值 3~4 分），应变率比值 6.97（建议截断值 3.11）；ARFI 剪切波弹性成像（E）多次测量病变 SWV 为 X.XXm/s（建议截断值 4.05m/s），提示病变硬；实时剪切波弹性成像（F）示病变 SWEmax 为 274.4kPa（建议截断值 88.4kPa），提示病变硬。

病例 45

【病史】女,44 岁。2 周前触及右乳肿物,位于乳头外上方,偶有右侧乳腺刺痛不适感。2 周前外院行乳腺彩超:右乳外上象限 11 点钟方向距乳头 8cm 处见低回声,范围 1.6cm×1.3cm,界限不清,CDFI 是病变内较丰富血流信号。双腋窝多发淋巴结样回声。提示:考虑右乳外上象限结构紊乱区,建议活检或密切随访。

【实验室检查】无异常。

【其他影像学检查】无。

【超声表现】见图 45-1。

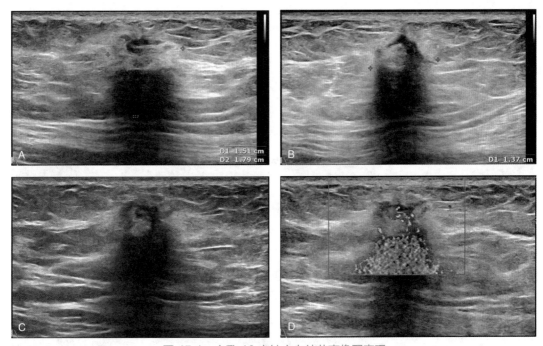

图 45-1　右乳 10 点钟方向结节声像图表现

灰阶图(A~C)示右乳 10 点钟方向距乳头 8cm 处见低回声,大小 1.5cm×1.4cm×1.8cm,
形态不规则,边界不清晰,后方回声衰减;CDFI(D)示病变内条状血流信号。

【超声诊断】右乳实性结节,BI-RADS 4B 类。

【超声诊断依据】结节特征:形态不规则,边界不清晰,后方回声衰减,内见条状血流信号。

【推荐】穿刺活检或手术。

【病理诊断】(右乳肿物)符合颗粒细胞瘤。

病例 46

【病史】女,31 岁。查体发现左乳肿物 2 月余。

【实验室检查】无异常。

【其他影像学检查】无。

【超声表现】见图 46-1。

【超声诊断】左乳结节,BI-RADS 4A 类。

【超声诊断依据】结节特征:实性、低回声、形态尚规则,边缘浅分叶状,边界清晰,内见线状强回声,后方回声不均匀衰减。CDFI 示病变内无明显血流信号。应变弹性成像提示病变软。BI-RADS 4A 类。

【推荐】穿刺活检。

【病理诊断】异物伴玻璃样变及钙化。

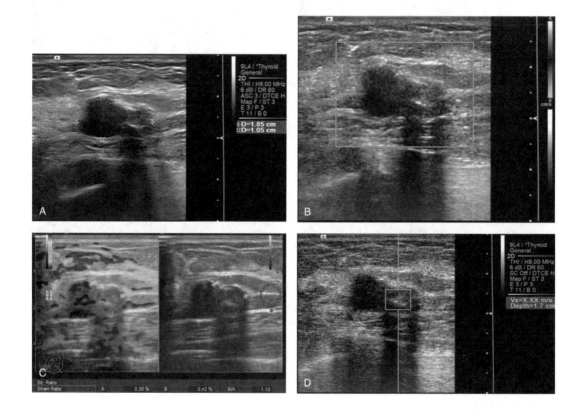

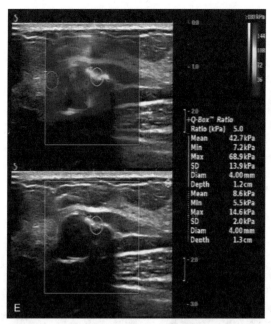

图 46-1　左乳 12 点钟方向结节声像图表现

灰阶图（A）示左乳 12 点钟方向见实性低回声结节，大小约 1.9cm×1.1cm×1.3cm，形态尚规则，边缘浅分叶状，边界清晰，内见线状强回声，后方回声不均匀衰减；CDFI（B）示病变内无明显血流信号，Adler 血流评分 0 分；应变弹性成像（C）示病变呈蓝绿相间，弹性评分 2 分（建议截断值 3~4 分），应变率比值 1.10（建议截断值 3.11），提示病变软；ARFI 剪切波弹性成像（D）多次测量病变 SWV 为 X.XXm/s（建议截断值 4.05m/s），提示病变硬；实时剪切波弹性成像（E）示病变 SWEmax 为 68.9kPa（建议截断值 88.4kPa），提示病变软。

病例 47

【病史】女,48 岁。发现左乳肿物 1 周余。

【实验室检查】无异常。

【其他影像学检查】钼靶提示 BI-RADS 5 类。

【超声表现】见图 47-1。

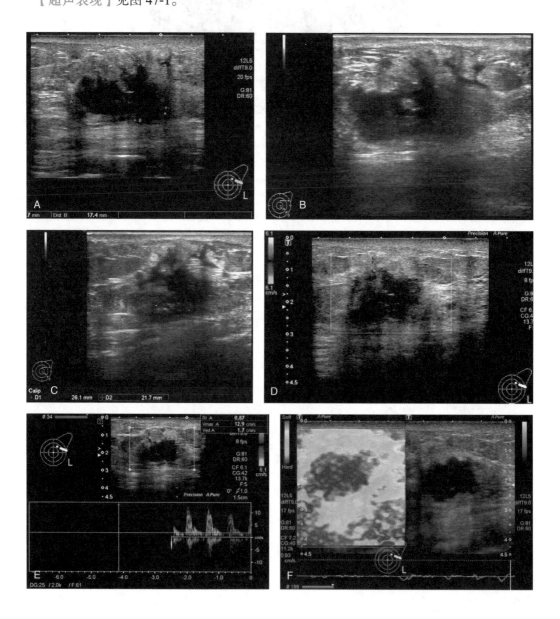

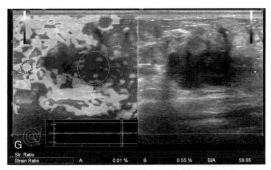

图 47-1 左乳外上象限结节声像图表现

灰阶图（A~C）示左乳外上象限见实性低回声结节，大小约 3.1cm×1.7cm×2.6cm，形态不规则，边缘分叶状、毛刺形成，边界不清，内见点状强回声，后方回声不均匀衰减，周围脂肪层水肿改变；CDFI（D）示病变内有点状血流信号，Adler 血流评分 1 分；频谱多普勒（E）示病变内血流 PSV 为 12.9cm/s，RI 为 0.87；应变弹性成像（F、G）示病变整体及周围呈蓝色，弹性评分 5 分（建议截断值 3~4 分），应变率比值 59.66（建议截断值 3.11）。

【超声诊断】左乳结节，BI-RADS 5 类。

【超声诊断依据】结节特征：实性、低回声、形态不规则，边缘分叶状、毛刺形成，边界不清，内见点状强回声，后方回声不均匀衰减，周围组织水肿改变。CDFI 示病变内有点状血流，RI 呈高阻。应变弹性成像提示病变硬。BI-RADS 5 类。

【推荐】穿刺活检或手术。

【病理诊断】混合型癌，浸润性导管癌为主，局灶浸润性小叶癌。

病例 48

【病史】女,58 岁。右乳癌保乳术后 1 年,发现右乳结节 1 周。

【实验室检查】相关检查无异常。

【其他影像学检查】无。

【超声表现】见图 48-1。

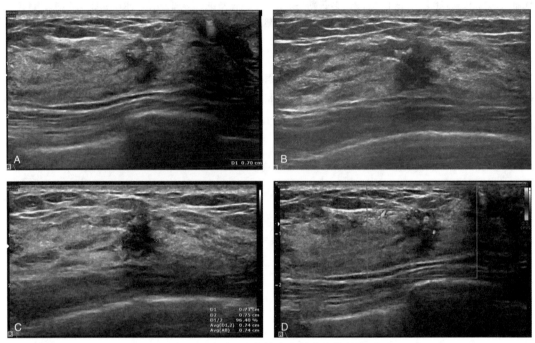

图 48-1　右乳 12 点钟方向结节声像图表现

灰阶图(A~C)示右乳 12 点钟方向见低回声,大小 0.7cm × 0.7cm × 0.8cm,形态不规则,边缘成角,
边界不清,可见小分叶及簇状分布点状强回声;CDFI(D)示病变边缘及内部短条状血流信号。

【超声诊断】右乳 12 点钟方向实性占位,BI-RADS 5 类。

【超声诊断依据】老年女性,右乳癌保乳术后 1 年,右乳再次发现低回声,形态不规则,边界不清,可见小分叶和簇状分布微小钙化,CDFI 示病变边缘及内部短条状血流信号。

【推荐】穿刺活检或手术。

【病理诊断】(右乳腺)浸润性癌(中分化,大小 1.2cm × 1cm × 0.5cm),局灶伴黏液腺癌成分,周边可见高级别导管内癌成分,可见脉管瘤栓。

病例 49

【病史】女,48 岁。自己触及右乳肿物 2 个月。

【实验室检查】相关检查无异常。

【其他影像学检查】无。

【超声表现】见图 49-1。

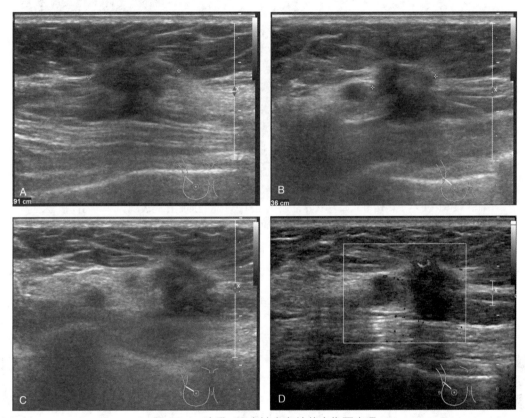

图 49-1　右乳 10 点钟方向结节声像图表现

灰阶图(A~C)示右乳 10 点钟方向见低回声,大小约 1.9cm×1.4cm×1.0cm,边界不清,形态不规则,边缘成角/毛刺,边缘回声增强,可见纠集征;CDFI(D)示周边条状血流信号。

【超声诊断】右乳 11 点钟方向实性结节,BI-RADS 5 类。

【超声诊断依据】右乳低回声,约 1.9cm×1.4cm×1.0cm,边界不清,形态不规则,可见纠集征,CDFI 示病变周边条状血流信号。

【推荐】穿刺活检或手术。

【病理诊断】(右乳)乳腺浸润性癌(非特殊类型,中分化,大小约 1.8cm×1.5cm×1.0cm),可见神经侵犯。

病例 49.1

【病史】女,55 岁。发现右乳肿物 2 周。

【实验室检查】无异常。

【其他影像学检查】MRI 检查提示右乳肿物,见图 49.1-1。BI-RADS 5 类。

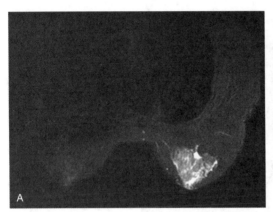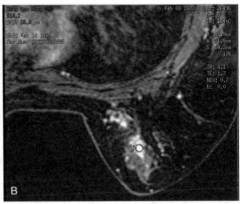

图 49.1-1　右乳结节 MRI 表现

右乳腺体内见不规则结节状及片状异常强化灶,T$_2$WI 脂肪抑制序列表现为不均匀高信号,
增强扫描呈不均匀强化(A、B)。

【超声表现】见图 49.1-2。

【超声诊断】右乳结节,BI-RADS 4B 类。

【超声诊断依据】结节特征:实性、低回声、形态不规则,边缘分叶状,边界欠清。CDFI
示病变内无明显血流信号。BI-RADS 4B 类。

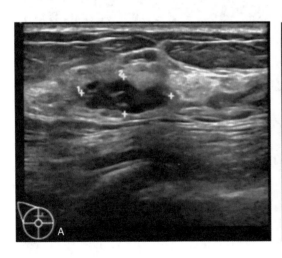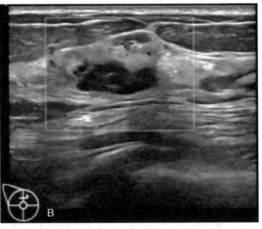

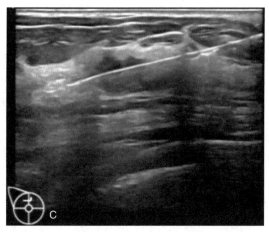

图 49.1-2　右乳 12 点钟方向结节声像图表现

灰阶图（A）示右乳 12 点钟方向见实性低回声结节，大小约 1.9cm×0.7cm×1.1cm，形态不规则，边缘分叶状，边界欠清；CDFI（B）示病变内无明显血流信号，Adler 血流评分 0 分；灰阶图（C）超声引导下穿刺活检。

【推荐】穿刺活检或手术。

【病理诊断】浸润性乳腺癌。

病例 50

【病史】女,55 岁。发现右乳肿物 2 周。

【实验室检查】无异常。

【其他影像学检查】外院钼靶提示 BI-RADS 4 类。

【超声表现】见图 50-1。

【超声诊断】右乳结节,BI-RADS 5 类。

【超声诊断依据】结节特征:实性、低回声、形态不规则,边缘分叶状、毛刺形成,周边可见高回声晕,内见点状强回声,后方回声不均匀衰减。CDFI 示病变内有穿支动脉血流,RI 呈高阻。应变弹性成像提示病变硬。BI-RADS 5 类。

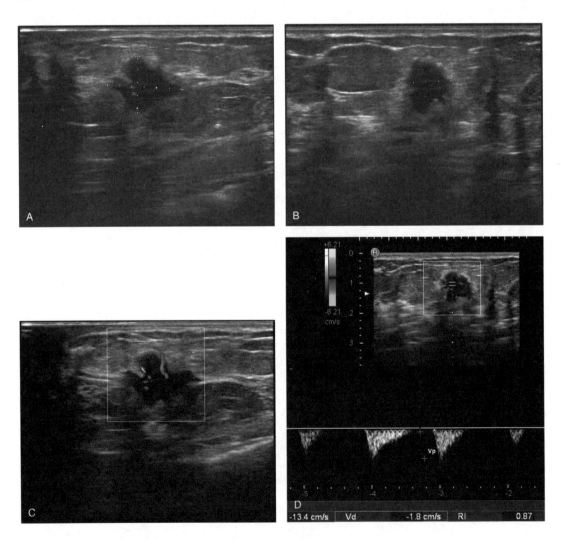

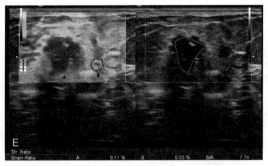

图 50-1　右乳 3 点钟方向结节声像图表现

灰阶图(A、B)示右乳 3 点钟方向见实性低回声结节,大小约 1.5cm×1.0cm×1.1cm,形态不规则,边缘成角、毛刺,周边可见高回声晕,内见点状强回声,后方回声不均匀衰减;CDFI(C)示病变内有穿支动脉血流信号,Adler 血流评分 3 分;频谱多普勒(D)示病变内血流 PSV 为 13.4cm/s,RI 为 0.87;应变弹性成像(E)示病变整体及周围呈蓝色,弹性评分 5 分(建议截断值 3~4 分),应变率比值 10.18(建议截断值 3.11)。

【推荐】穿刺活检或手术。

【病理诊断】浸润性导管癌。

病例 50.1

【病史】女,72 岁。体检发现左乳肿物 3 天。

【实验室检查】无异常。

【其他影像学检查】钼靶提示 BI-RADS 4 类。

【超声表现】见图 50.1-1。

【超声诊断】左乳结节,BI-RADS 5 类。

【超声诊断依据】结节特征:实性、低回声,纵横比大于 1,边缘毛刺、成角形成,周边可见高回声晕。CDFI 示病变内有血流,RI 呈高阻。应变弹性成像提示病变硬。BI-RADS 5 类。

【推荐】穿刺活检或手术。

【病理诊断】浸润性导管癌。

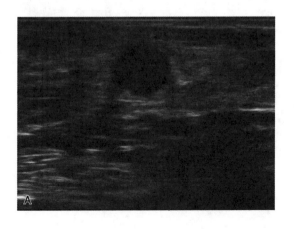

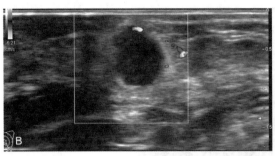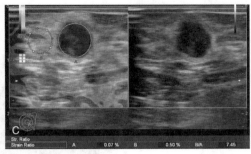

图 50.1-1　左乳外下象限结节声像图表现

灰阶图（A）示左乳外下象限见实性低回声结节，大小约 0.9cm×0.8cm×0.8cm，形态尚规则，边缘毛刺、成角形成，周边可见高回声晕，纵横比大于 1，后方回声增强；CDFI（B）示病变内及周边有散在点状血流信号，Adler 血流评分 1 分；应变弹性成像（C）示病变整体及周围呈蓝色，弹性评分 5 分（建议截断值 3~4 分），应变率比值 7.45（建议截断值 3.11）。

病例 50.2

【病史】女，57 岁。查体发现右乳肿物 1 周余。

【实验室检查】无异常。

【其他影像学检查】钼靶提示 BI-RADS 4 类。

【超声表现】见图 50.2-1。

【超声诊断】右乳结节，BI-RADS 5 类。

【超声诊断依据】结节特征：实性、低回声、形态不规则，纵横比大于 1，边缘分叶状、毛刺、成角形成，周边可见高回声晕，后方回声不均匀衰减。CDFI 示病变内及周边点状、短棒状流，RI 呈高阻。应变弹性成像提示病变硬。BI-RADS 5 类。

【推荐】穿刺活检或手术。

【病理诊断】浸润性导管癌。

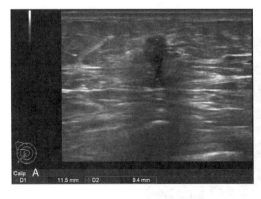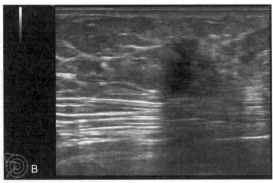

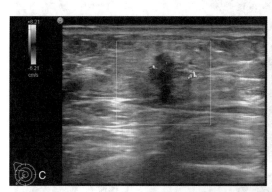
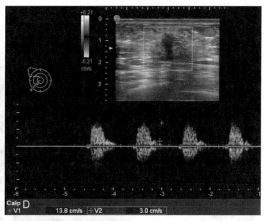
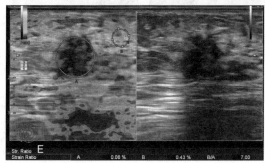

图 50.2-1　右乳外上象限结节声像图表现

灰阶图（A、B）示右乳外上象限见实性低回声结节，大小约 1.2cm×0.9cm×1.1cm，形态不规则，纵横比大于 1，边缘分叶状、毛刺、成角形成，周边可见高回声晕，后方回声不均匀衰减；CDFI（C）示病变内及周边点状、短棒状血流信号，血流评分 2 分；频谱多普勒（D）示病变内血流 PSV 为 13.8cm/s，RI 为 0.78；应变弹性成像（E）示病变整体呈蓝色，弹性评分 4 分（建议截断值 3~4 分），应变率比值 7.0（建议截断值 3.11）。

病例 50.3

【病史】女，76 岁。查体发现右乳肿物 1 周。

【实验室检查】无异常。

【其他影像学检查】钼靶提示 BI-RADS 4 类，MRI 提示 BI-RADS 5 类。

【超声表现】见图 50.3-1。

【超声诊断】右乳结节，BI-RADS 5 类。

【超声诊断依据】结节特征：实性、低回声、形态不规则，边缘分叶状、成角形成，边界不清，高回声晕，后方回声衰减。CDFI 示病变周边点状血流信号，RI 呈高阻。应变弹性成像提示病变硬。BI-RADS 5 类。

【推荐】穿刺活检或手术。

【病理诊断】浸润性导管癌。

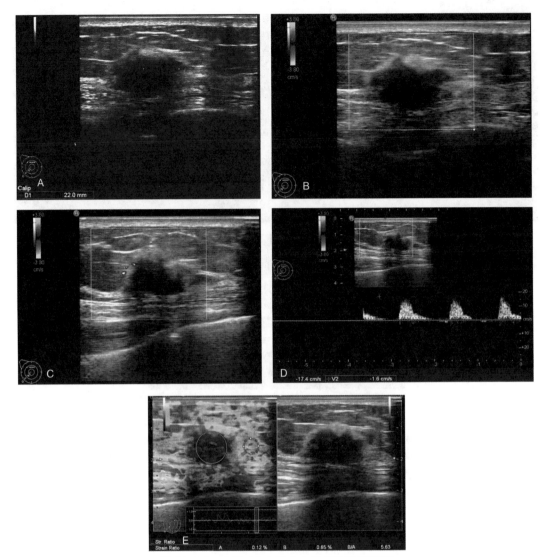

图 50.3-1　右乳 12 点钟方向结节声像图表现

灰阶图（A）示右乳 12 点钟方向见实性低回声结节，大小约 2.2cm×1.5cm×1.4cm，形态不规则，边缘分叶状、成角形成，边界不清，周围高回声晕，后方回声不均匀衰减；CDFI（B）示病变周边点状血流信号，Adler 血流评分 1 分；频谱多普勒（C）示病变内血流 PSV 为 17.4cm/s，RI 为 0.91；应变弹性成像（D、E）示病变整体及周围呈蓝色，内散在小片状绿色分布，弹性评分 5 分（建议截断值 3~4 分），应变率比值 5.63（建议截断值 3.11）。

<h1 style="text-align:center">病例 50.4</h1>

【病史】女，54 岁。查体发现左乳肿物 1 月余。

【实验室检查】无异常。

【其他影像学检查】钼靶检查提示左乳结节，见图 50.4-1。BI-RADS 4 类。

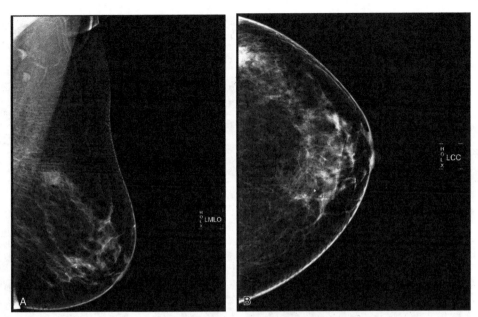

图 50.4-1　左乳结节声像图表现

左乳外上象限见一个肿块影,形态不规则,边缘不光整,边界不清(A、B)。

【超声表现】见图 50.4-2。

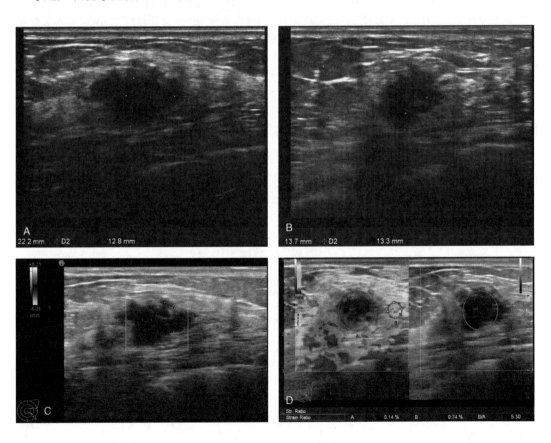

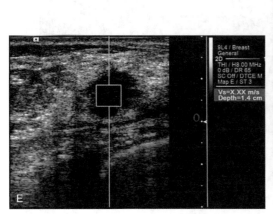
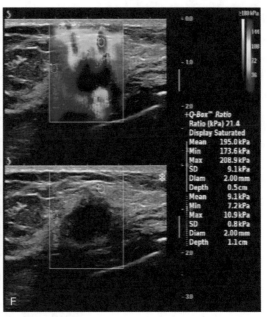

图 50.4-2　左乳结节声像图表现

灰阶图（A、B）示左乳外上象限见实性低回声结节,大小约 2.2cm×1.3cm×1.3cm,形态不规则,边缘分叶状,成角形成,边界清晰,内见点状强回声,后方回声增强;CDFI（C）示病变内点状血流信号,Adler 血流评分 1 分;应变弹性成像（D）示病变边整体呈蓝色,伴有少许绿色,弹性评分 4 分(建议截断值 3~4分),应变率比值 5.30(建议截断值 3.11);ARFI 剪切波弹性成像（E）多次测量病变 SWV 为 X.XXcm/s(建议截断值 4.05m/s);实时剪切波弹性成像（F）示病变前方呈红色,SWEmax 为 208.9kPa(建议截断值88.4kPa)。

【超声诊断】左乳结节,BI-RADS 5 类。

【超声诊断依据】结节特征:实性低回声,形态不规则,边缘分叶状,成角形成,边界清晰,内见点状强回声,后方回声增强。CDFI 示病变内点状血流信号,呈高阻。应变及剪切波弹性成像提示病变硬。BI-RADS 5 类。

【推荐】建议穿刺活检或手术。

【病理诊断】浸润性导管癌。

病例 50.5

【病史】女,51 岁。乳腺不适,发现左乳结节 2 周余。

【实验室检查】无异常。

【其他影像学检查】无。

【超声表现】见图 50.5-1。

【超声诊断】左乳结节,BI-RADS 5 类。

【超声诊断依据】结节特征：实性低回声，形态不规则，边缘分叶状，成角形成，边界不清晰，周边可见高回声晕，后方回声不均匀略衰减。CDFI示病变内点状、短棒状血流信号，呈高阻。应变及剪切波弹性成像提示病变硬。BI-RADS 5类。

【推荐】建议穿刺活检或手术。

【病理诊断】浸润性导管癌。

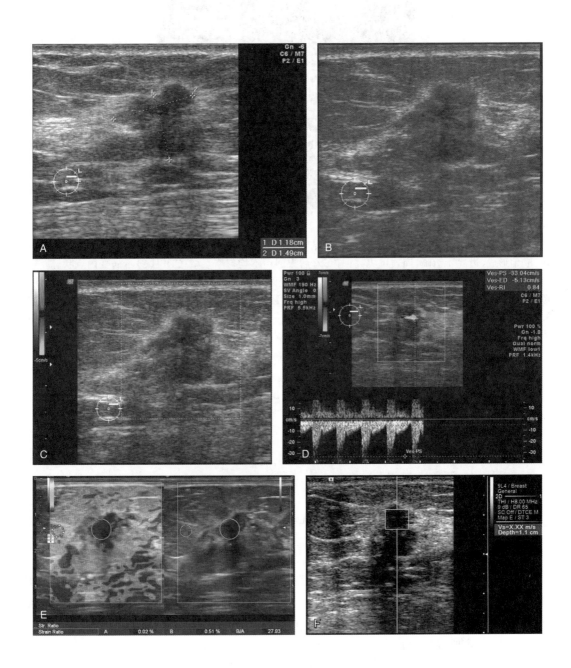

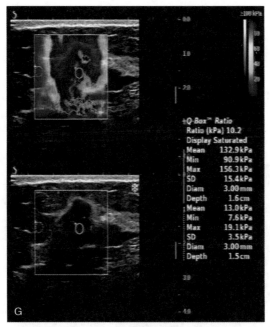

图 50.5-1　左乳结节声像图表现

灰阶图（A、B）示左乳外上象限见实性低回声结节，大小约 1.5cm×1.2cm×1.3cm，形态不规则，边缘分叶状，成角形成，边界不清晰，周边可见高回声晕，后方回声不均匀略衰减；CDFI（C）示病变内点状、短棒状血流信号，Adler 血流评分 2 分；频谱多普勒（D）示病变内血流 PSV 为 33.0cm/s，RI 为 0.84；应变弹性成像（E）示病变边整体及其周围呈蓝色，弹性评分 5 分（建议截断值 3~4 分），应变率比值 27.83（建议截断值 3.11）；ARFI 剪切波弹性成像（F）示多次测量病变 SWV 为 X.XXm/s（建议截断值 4.05m/s）；实时剪切波弹性成像（G）示病变整体呈红色，SWEmax 为 156.3kPa（建议截断值 88.4kPa）。

病例 50.6

【病史】女，75 岁。发现右乳肿物 1 周。

【实验室检查】无异常。

【其他影像学检查】钼靶检查，提示右乳外上象限结节影，见图 50.6-1。BI-RADS 4C 类。

【超声表现】见图 50.6-2。

【超声诊断】右乳结节，BI-RADS 5 类。

【超声诊断依据】结节特征：实性、低回声、形态不规则，纵横比大于 1，边缘分叶状、成角形成，内见点状强回声，后方回声不均匀衰减。CDFI 示病变周边点状血流，RI 呈高阻。应变弹性成像及实时剪切波弹性成像提示病变硬。BI-RADS 5 类。

【推荐】穿刺活检或手术。

【病理诊断】浸润性导管癌。

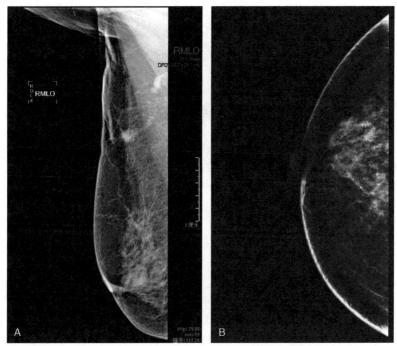

图 50.6-1　右乳外上象限结节钼靶表现

右乳外上象限见一个结节影,形态不规则,边缘分叶状,毛刺形成(A、B)。

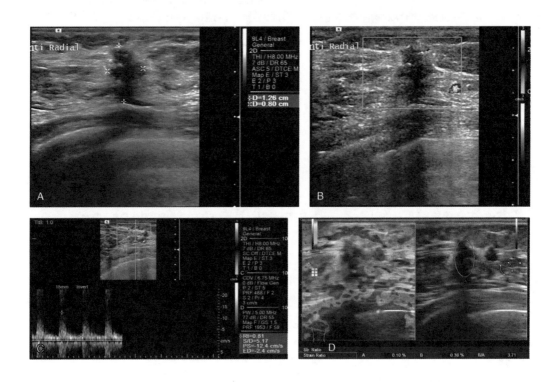

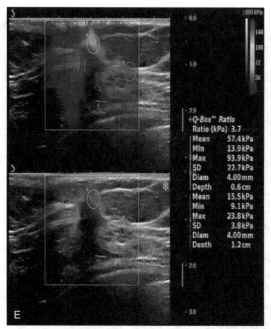

图 50.6-2　右乳外上象限结节声像图表现

灰阶图(A)示右乳外上象限见实性低回声结节,大小约 1.3cm×0.8cm×1.0cm,形态不规则,纵横比大于 1,边缘分叶状、成角形成,边界清晰,内见点状强回声,后方回声不均匀衰减;CDFI(B)示病变内无明显血流信号,病变周边可见点状血流信号,Adler 血流评分 1 分;频谱多普勒(C)示病变周边血流 PSV 为 12.4cm/s,RI 为 0.81;应变弹性成像(D)示病变整体呈蓝色,弹性评分 4 分(建议截断值 3~4 分),应变率比值 3.71(建议截断值 3.11);实时剪切波弹性成像(E)示病变 SWEmax 为 93.9kPa(建议截断值 88.4kPa)。

病例 50.7

【病史】女,67 岁。触及左腋下肿物 3 周余。

【实验室检查】无异常。

【其他影像学检查】钼靶检查提示左腋窝肿块,见图 50.7-1。BI-RADS 4C 类。

【超声表现】见图 50.7-2。

【超声诊断】左乳外上象限近腋窝区域结节,BI-RADS 5 类。

【超声诊断依据】结节特征:实性、低回声、形态不规则,边缘分叶状、成角形成,周边可见高回声晕,后方回声无改变。CDFI 示病变内穿支动脉血流,RI 呈高阻。应变弹性成像及剪切波弹性成像提示病变硬。超声造影动脉期呈高增强,范围增大,边缘不光整。BI-RADS 5 类。

【推荐】手术。

【病理诊断】浸润性导管癌。

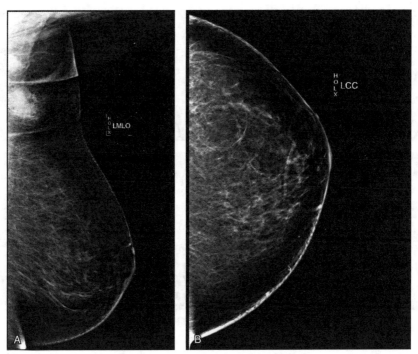

图 50.7-1　左腋窝区域肿块影钼靶表现

左乳近腋窝区域见一个肿块影，形态不规则，边缘不光整，边界不清；左腋下淋巴结肿大（A、B）。

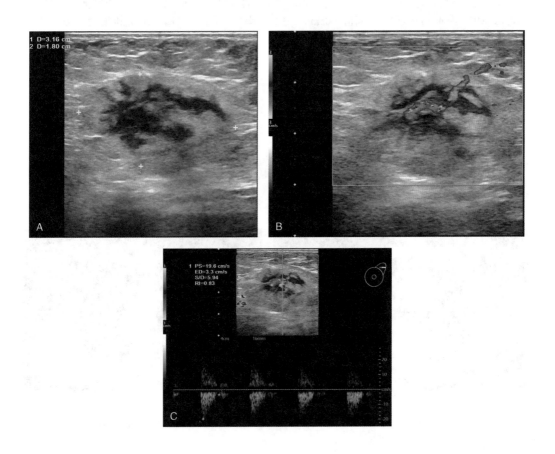

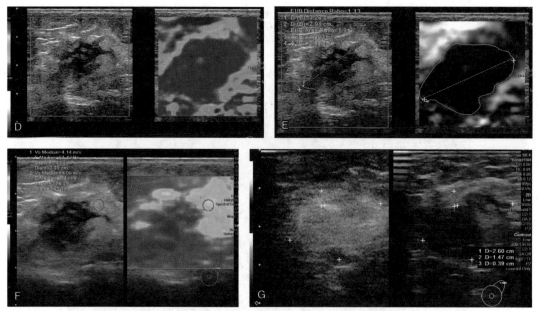

图 50.7-2 左乳外上象限近腋窝区域结节声像图表现

灰阶图（A）示左乳外上象限近腋窝区域见实性低回声结节，大小约 3.2cm×1.8cm×2.3cm，形态不规则，边缘分叶状、成角形成，周边可见高回声晕，后方回声无改变；CDFI（B）示病变内穿支动脉血流信号，Adler 血流评分 3 分；频谱多普勒（C）示病变内血流 PSV 为 19.6cm/s，RI 为 0.83；ARFI 应变弹性成像（D、E）示病变整体及周围呈蓝色，弹性评分 5 分（建议截断值 3~4 分），直径比 1.13，面积比 1.91；ARFI 剪切波弹性成像（F）示病变 SWV 为 4.14m/s（建议截断值 4.05m/s）；超声造影（G）示病变呈高增强，范围增大，边缘不光整。

病例 50.8

【病史】女，64 岁。发现右乳肿物 1 周。

【实验室检查】无异常。

【其他影像学检查】CT 检查提示右乳肿物，见图 50.8-1。BI-RADS 4C 类。

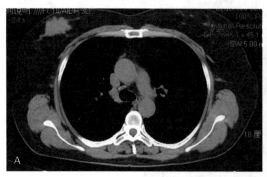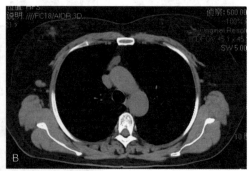

图 50.8-1 右乳肿物 CT 表现

右乳可见一个肿块影，形态不规则，边缘分叶状；右腋下淋巴结肿大（A、B）。

【超声表现】见图 50.8-2。

【超声诊断】右乳结节，BI-RADS 5 类。

【超声诊断依据】结节特征：实性、低回声、形态不规则，边缘分叶状，内见点状强回声及小无回声，后方回声不均匀衰减。CDFI 示病变内穿支动脉血流，RI 呈高阻。应变弹性成像及剪切波弹性成像提示病变硬。超声造影动脉期高增强，范围增大，边缘不光整。BI-RADS 5 类。

【推荐】手术。

【病理诊断】浸润性导管癌。

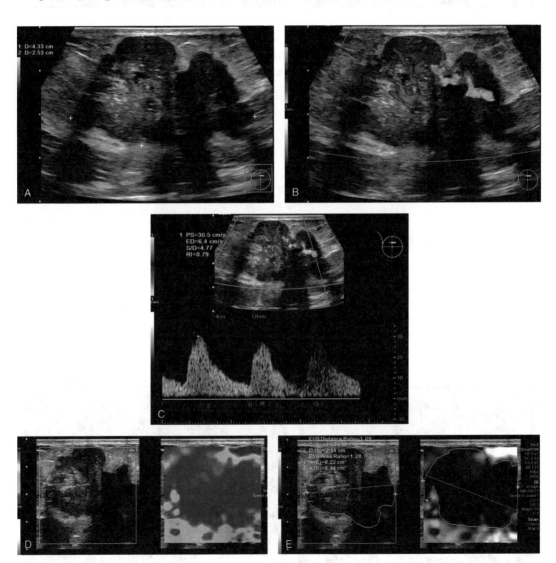

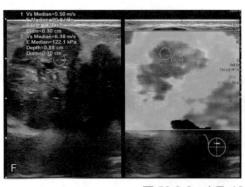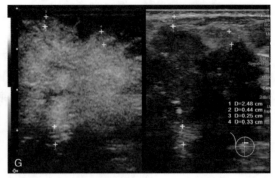

图 50.8-2 右乳 12 点钟方向结节声像图表现

灰阶图（A）示右乳 12 点钟方向见实性低回声结节，大小约 4.3cm×2.5cm×3.4cm，形态不规则，边缘分叶状，边界清晰，内见点状强回声及小无回声区，后方回声不均匀衰减；CDFI（B）示病变内穿支动脉血流信号，Adler 血流评分 3 分；频谱多普勒（C）示病变内血流 PSV 为 30.5cm/s，RI 为 0.79；ARFI 应变弹性成像（D、E）示病变整体及周围呈蓝色，弹性评分 5 分（建议截断值 3~4 分），直径比 1.09，面积比 1.28；ARFI 剪切波弹性成像（F）示病变 SWV 为 5.50m/s（建议截断值 4.05m/s）；超声造影（G）示病变动脉期呈高增强，范围增大，边缘不光整。

病例 50.9

【病史】女，50 岁。触及左乳晕下肿物 3 天。

【实验室检查】无异常。

【其他影像学检查】无。

【超声表现】见图 50.9-1。

【超声诊断】左乳结节，BI-RADS 5 类。

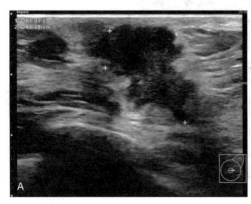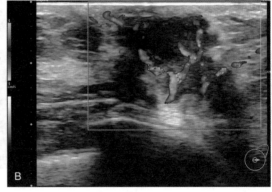

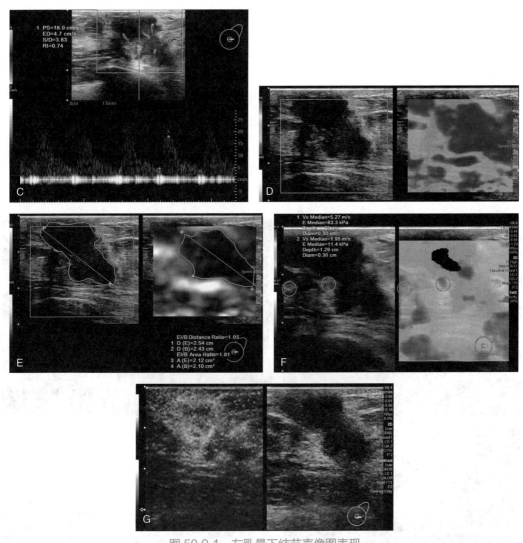

图 50.9-1　左乳晕下结节声像图表现

灰阶图（A）示左乳晕下见实性低回声结节，大小约 2.0cm×1.4cm×1.5cm，形态不规则，边缘分叶状、成角形成，周边可见高回声晕，内见点状强回声，后方回声增强；CDFI（B）示病变内穿支动脉血流信号，Adler 血流评分 3 分；频谱多普勒（C）示病变内血流 PSV 为 18.0cm/s，RI 为 0.74；ARFI 应变弹性成像（D、E）示病变整体呈蓝色，弹性评分 4 分（建议截断值 3~4 分），直径比 1.05，面积比 1.01；ARFI 剪切波弹性成像（F）示病变 SWV 为 5.27m/s（建议截断值 4.05m/s）；超声造影（G）示动脉期病变呈高增强，范围增大，边缘不光整，可见充盈缺损区。

【超声诊断依据】结节特征：实性、低回声、形态不规则，边缘分叶状、成角形成，周边可见高回声晕，内见点状强回声，后方回声增强。CDFI 示病变内穿支动脉血流，RI 呈高阻。应变弹性成像及剪切波弹性成像提示病变硬，超声造影示动脉期高增强，范围增大，边缘不光整，有充盈缺损。BI-RADS 5 类。

【推荐】手术。

【病理诊断】浸润性导管癌。

病例 50.10

【病史】女,53 岁。查体发现右乳肿物 1 周余。

【实验室检查】无异常。

【其他影像学检查】无。

【超声表现】见图 50.10-1。

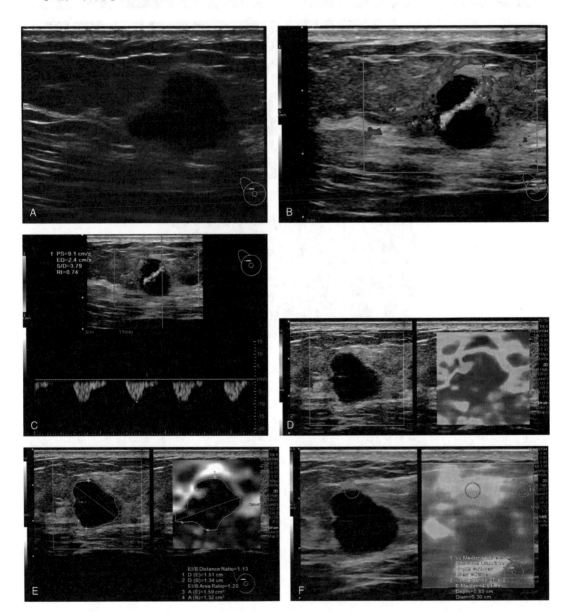

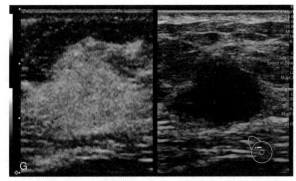

图 50.10-1　右乳外上象限结节声像图表现

灰阶图(A)示右乳外上象限见实性低回声结节,大小约 1.9cm×1.3cm×1.5cm,形态不规则,边缘分叶状、成角形成,周边可见高回声晕,后方回声无明显改变;CDFI(B)示病变内穿支动脉血流信号,Adler 血流评分 3 分;频谱多普勒(C)示病变内血流 PSV 为 9.1cm/s,RI 为 0.74;应变弹性成像(D、E)示病变整体及周围呈蓝色,弹性评分 5 分(建议截断值 3~4 分),直径比 1.13,面积比 1.20;ARFI 剪切波弹性成像(F)示病变 SWV 为 4.34m/s(建议截断值 4.05m/s);超声造影(G)示动脉期呈高增强,范围增大,边缘不光整。

【超声诊断】右乳结节,BI-RADS 5 类。

【超声诊断依据】结节特征:实性、低回声、形态不规则,边缘分叶状、成角形成,周边可见高回声晕,后方回声无明显改变。CDFI 示病变内穿支动脉血流,RI 呈高阻。应变弹性成像及剪切波弹性成像提示病变硬,超声造影示动脉期呈高增强,范围增大,边缘不光整。BI-RADS 5 类。

【推荐】手术。

【病理诊断】浸润性导管癌。

病例 50.11

【病史】女,83 岁。体检发现左乳肿物 1 周余。

【实验室检查】无异常。

【其他影像学检查】无。

【超声表现】见图 50.11-1。

【超声诊断】左乳结节,BI-RADS 5 类。

【超声诊断依据】结节特征:实性、低回声、形态不规则,边缘分叶状、成角形成,周边可见高回声晕,后方回声不均匀衰减。CDFI 示病变周边分支动脉血流,RI 呈高阻。应变弹性成像及剪切波弹性成像提示病变硬。BI-RADS 5 类。

【推荐】手术。

【病理诊断】浸润性导管癌。

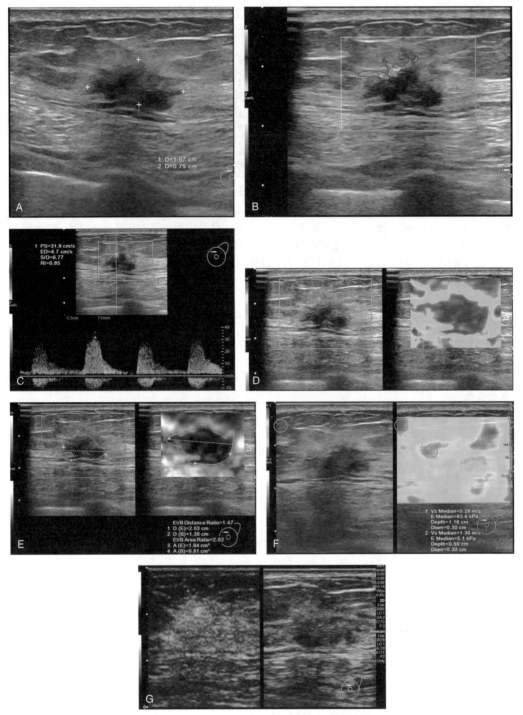

图 50.11-1　左乳内上象限结节声像图表现

灰阶图（A）示左乳内上象限见实性低回声结节，大小约 1.7cm×0.8cm×1.1cm，形态不规则，边缘分叶状、成角形成，周边可见高回声晕，后方回声不均匀略衰减；CDFI（B）示病变周边分支动脉血流信号，Adler 血流评分 2 分；频谱多普勒（C）示病变内血流 PSV 为 31.8cm/s，RI 为 0.85；应变弹性成像（D、E）示病变整体及周围呈蓝色，弹性评分 5 分（建议截断值 3~4 分），直径比 1.47，面积比 2.02；剪切波弹性成像（F）示病变 SWV 为 5.28m/s（建议截断值 4.05m/s）；超声造影（G）示动脉期呈高增强，不均匀，范围增大，边缘不光整。

病例 50.12

【病史】女，45 岁。发现右乳外上象限肿物 4 月余。

【实验室检查】CA125 为 39.56kU/L（参考值范围 0~35.00kU/L）；角蛋白 19 片段为 3.97μg/L（参考值范围 0~3.30μg/L）。

【其他影像学检查】MRI 示右乳腺外上象限结节，右乳头牵拉，BI-RADS 5 类。

【超声表现】见图 50.12-1。

【超声诊断】右乳外上象限团块，BI-RADS 5 类。

【超声诊断依据】结节特征：实性、极低回声、形态不规则，边缘分叶状、成角或毛刺形成，内见点状强回声，周边可见高回声晕。腋下可见肿大淋巴结。造影呈动脉期高增强。BI-RADS 5 类。

【推荐】穿刺活检或手术。

【病理诊断】浸润性导管癌。

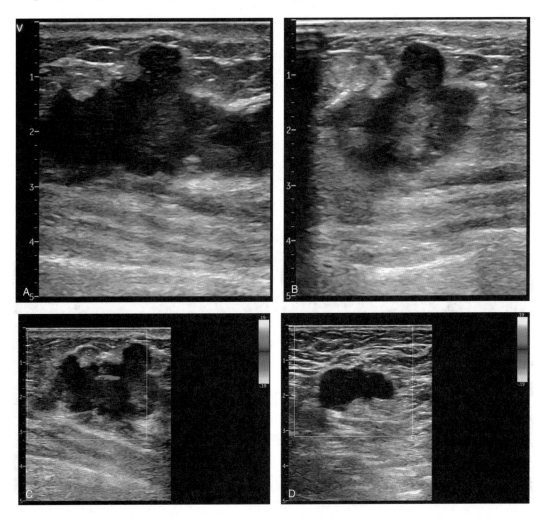

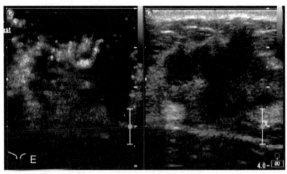

图 50.12-1　右乳外上象限团块声像图表现

灰阶图(A、B)示右乳外上象限见极低回声结节,大小约 5.5cm × 2.6cm,形态不规则,边缘分叶状、成角或毛刺形成,内见点状强回声,周边可见高回声晕;CDFI(C)示结节内短条状彩色血流信号,Adler 血流评分 1 分;灰阶图(D)示右腋下探及肿大淋巴结,皮髓质分界不清;超声造影(E)示结节内造影剂快速填充,呈不均匀低增强,形状不规则,可见多个粗大分支向周边延伸,且增强范围较常规测量增大,此后结节内造影剂缓慢消退。

病例 50.13

【病史】女,55 岁。发现左乳结节 5 天。

【实验室检查】无异常。

【其他影像学检查】无。

【超声表现】见图 50.13-1。

【超声诊断】左乳低回声结节,BI-RADS 5 类。

【超声诊断依据】结节特征:实性、低回声、形态不规则,边缘成角,内见点状强回声。超声造影可见多个粗大分支向周边延伸,增强范围较常规测量明显增大。应变弹性成像提示病变硬。BI-RADS 5 类。

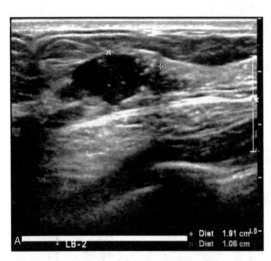
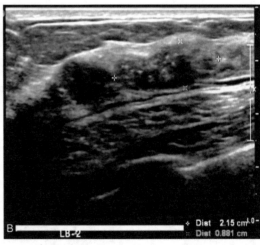

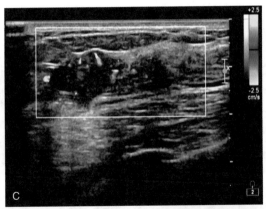

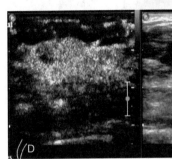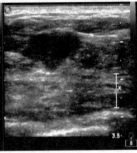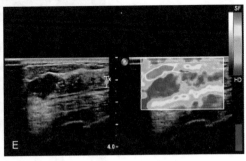

图 50.13-1　左乳结节声像图表现

灰阶图（A、B）示左乳 2 点钟方向距乳头约 3cm 处低回声结节，大小约 1.9cm×1.1cm，形态不规则，边缘成角，内回声欠均匀，可见多发点状强回声，局部呈极低回声 - 无回声；其外侧另可见一个等回声结节紧邻，大小约 2.2cm×0.9cm，局部边缘显示不清，内回声不均匀，内可见多枚点状强回声；CDFI（C）示低回声结节内较丰富血流信号；超声造影（D）示动脉期低回声结节内造影剂快速填充，呈不均匀高增强，局部见低增强区，形状不规则，可见多个粗大分支向周边延伸，增强范围较常规测量明显增大。静脉期结节内造影剂缓慢消退；弹性成像（E）示低回声结节整体及周围大部分呈蓝色。

【推荐】穿刺活检或手术。

【病理诊断】乳腺浸润性导管癌（Ⅱ级），合并中级别导管原位癌伴坏死。

病例 50.14

【病史】女，53 岁。发现右乳肿物 2 天。

【实验室检查】无异常。

【其他影像学检查】肺 CT 示右侧乳腺较对侧饱满，内见斑点状钙化。

【超声表现】见图 50.14-1。

【超声诊断】右乳结节，超声造影提示结节富血供，BI-RADS 5 类。

【超声诊断依据】结节特征：实性、低回声、形态不规则，边缘分叶状，内见点状强回声。CDFI 示病变内血流 RI 较高。右腋下淋巴结肿大，回声类似右乳结节。BI-RADS 5 类。

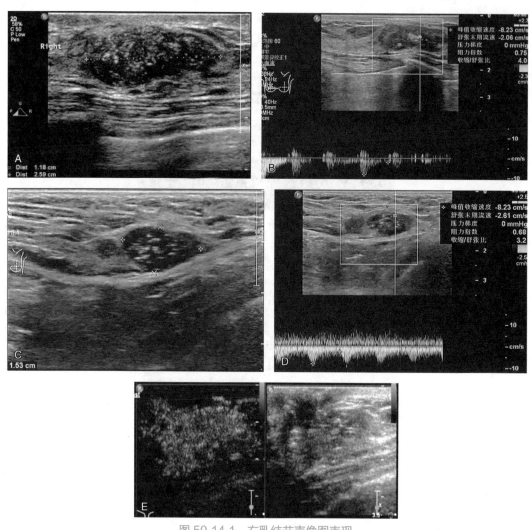

图 50.14-1　右乳结节声像图表现

灰阶图（A）示右乳头后方见低回声结节，大小约 2.6cm×1.2cm，形态尚规则，局部边缘呈浅分叶状，内可见多个点状及弧形强回声；频谱多普勒（B）示结节内血流 PSV 为 8.23cm/s，RI 为 0.75；灰阶图及频谱多普勒（C、D）示右腋下肿大淋巴结，皮髓质分界不清，内见多枚点状强回声，边缘测得动脉频谱，RI 为 0.68；超声造影（E）示右乳结节内动脉期造影剂快速填充，呈均匀增强，形状不规则，可见多个粗大分支向周边延伸，增强范围较常规测量增大。静脉期结节内造影剂消退。

【推荐】穿刺活检或手术。

【病理诊断】粉刺癌为主的浸润性导管癌伴管内有钙化。

病例 50.15

【病史】女，44 岁。发现左乳肿物 2 月余。

【实验室检查】无。

【其他影像学检查】无。

【超声表现】见图 50.15-1。

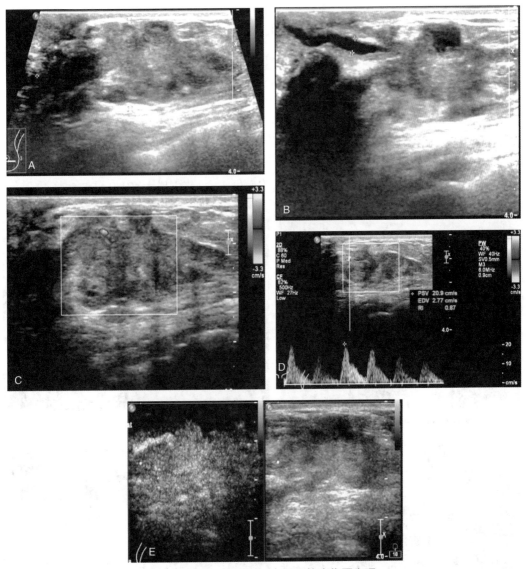

图 50.15-1　左乳外下象限团块声像图表现

灰阶图（A、B）示左乳外下象限低回声团块，大小约 5.5cm×2.2cm，形态不规则，边缘呈分叶状，内见点状强回声及少量无回声区，其旁乳腺导管宽约 0.28cm；CDFI（C、D）示病变内穿支动脉血流信号，频谱多普勒病变内血流 PSV 为 20.9cm/s，RI 为 0.87；超声造影（E）示动脉期病变内造影剂快速填充，呈不均匀增强，可见少许无增强区。

【超声诊断】左乳低回声病变，超声造影提示富血供伴局灶坏死，BI-RADS 5 类。

【超声诊断依据】病变特征：低回声、形态不规则，边界不清，边缘分叶状，内见点状强回声。CDFI 示病变内血流 RI 增高。超声造影早期呈不均匀增强，可见少许无增强区。

BI-RADS 5 类。

　　【推荐】手术或穿刺活检。

　　【病理诊断】浸润性导管癌。

病例 50.16

　　【病史】女,39 岁。发现左乳结节 1 月余。

　　【实验室检查】无异常。

　　【其他影像学检查】无。

　　【超声表现】见图 50.16-1。

　　【超声诊断】左乳结节,超声造影提示结节血供丰富,范围增大,BI-RADS 5 类。

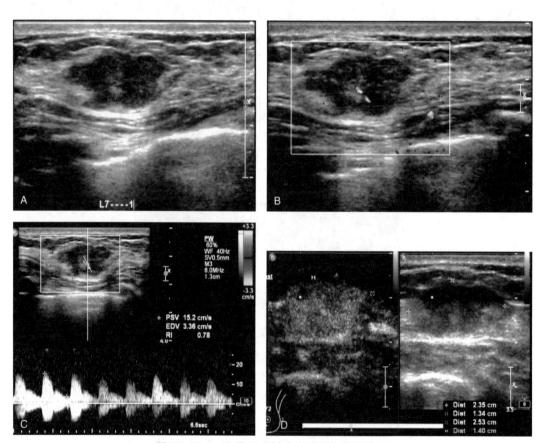

图 50.16-1　左乳 7 点钟方向结节声像图表现

灰阶图(A)示左乳 7 点钟方向距乳头 1cm 处低回声结节,大小 2.0cm×1.2cm,形态欠规则,边缘分叶状、成角,内可见点状强回声;CDFI(B)示结节内穿支动脉血流信号;频谱多普勒(C)示病变内血流 PSV 为 15.2cm/s,RI 为 0.78;超声造影(D)示动脉期结节内造影剂快速填充,呈不均匀增强,造影后肿块面积较灰阶图增大。

【超声诊断依据】结节特征：实性、低回声、形态不规则，边缘成角、分叶，内见点状强回声。CDFI 示病变内穿支动脉血流，RI 呈高阻。超声造影早期呈不均匀增强。BI-RADS 5 类。

【推荐】穿刺活检或手术。

【病理诊断】以导管内癌（部分为粉刺癌，伴筛状、乳头状区）为主的浸润性导管癌。

病例 50.17

【病史】女，63 岁。体检发现左乳结节数天。

【实验室检查】CA19-9 36.88kU/L（参考值范围 0~37kU/L）。

【其他影像学检查】无。

【超声表现】见图 50.17-1。

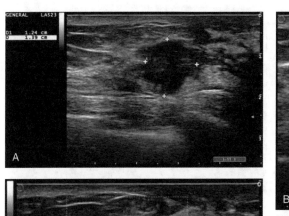
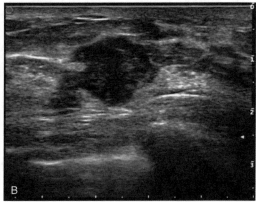
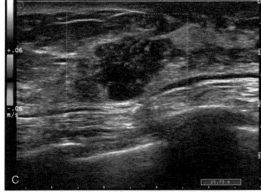
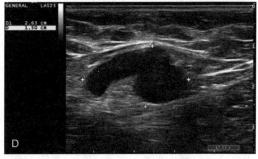

图 50.17-1　左乳 12~1 点钟方向结节声像图表现

灰阶图（A、B）示左乳 12~1 点钟方向乳头上方见实性低回声结节，大小约 1.2cm×1.4cm，形态不规则，纵横比失调，边缘成角、毛刺形成，内见点状强回声；CDFI（C）示结节内多点状彩色血流信号；灰阶图（D）示左腋下探及肿大淋巴结回声，大小约 2.6cm×1.5cm，皮质偏心性增厚，回声减低，髓质受压。

【超声诊断】左乳结节，BI-RADS 5 类。

【超声诊断依据】结节特征：实性、低回声、形态不规则，纵横比失调，边缘成角、毛刺形成，内见点状强回声。CDFI 示病变内丰富血流信号。左腋下淋巴结肿大伴结构异常。BI-RADS 5 类。

【推荐】穿刺活检或手术。

【病理诊断】浸润性导管癌。

病例 50.18

【病史】女,44 岁。发现右乳肿物 3 月余。

【实验室检查】无。

【其他影像学检查】MRI 示右乳外上象限类圆形分叶状肿块影伴毛刺,右腋窝类圆形混杂肿块及环形肿大淋巴结,提示乳腺癌伴腋窝淋巴结转移。

【超声表现】见图 50.18-1。

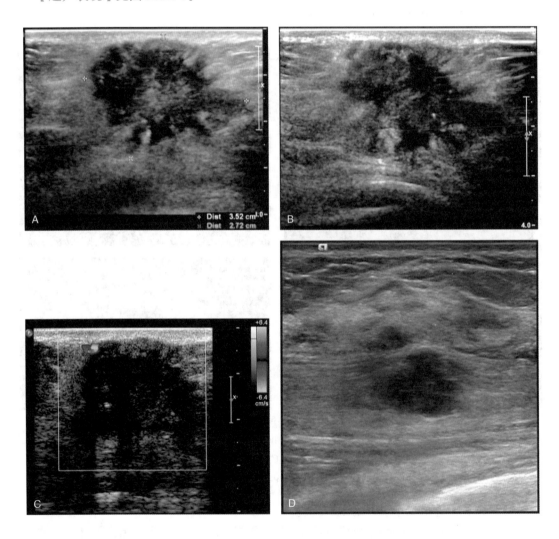

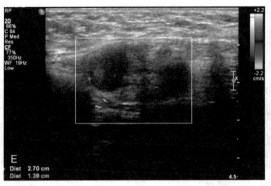
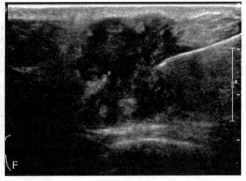

图 50.18-1 右乳结节声像图表现

灰阶图(A、B)示右乳外上象限见一低回声结节,大小约3.5cm×2.7cm,形态不规则,边缘成角及毛刺形成,内回声不均匀,可见点状强回声;CDFI(C)示病变内彩色血流信号不丰富;灰阶图(D)示胸大肌肌层内多个低回声结节,形态不规则,边缘模糊,较大的约2.6cm×1.2cm;CDFI(E)示右侧腋窝淋巴结回声,部分融合,较大的约2.7cm×1.4cm,淋巴门不清,边界模糊,内彩色血流信号不丰富;灰阶图(F)示超声引导下右乳结节穿刺活检术。

【超声诊断】右乳结节,BI-RADS 5 类。

【超声诊断依据】结节特征:低回声、形态不规则,边缘分叶状、毛刺形成,内见点状强回声。BI-RADS 5 类。

【推荐】穿刺活检或手术。

【病理诊断】浸润性导管癌。

病例 50.19

【病史】女,51 岁。超声检查发现左乳结节 2 周。

【实验室检查】无。

【其他影像学检查】肺 CT 见左侧乳腺内软组织密度影,边界尚清,内间杂斑点状钙化,大小约 2.4cm×3.2cm。

【超声表现】见图 50.19-1。

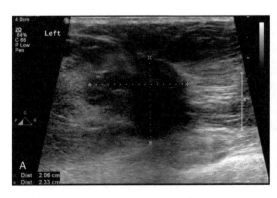
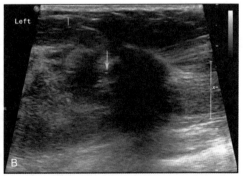

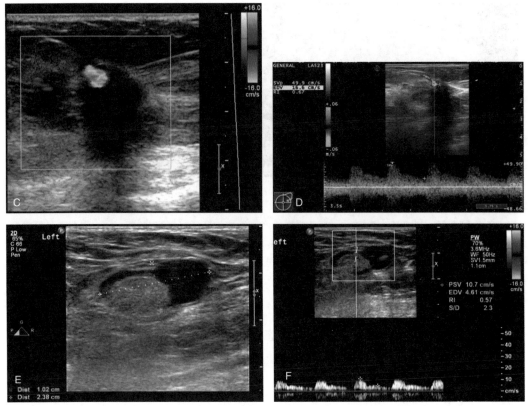

图 50.19-1　左乳 2~3 钟点方向结节声像图表现

灰阶图（A、B）示左乳 2~3 点钟方向距乳头 2~3cm 处低回声结节，大小约 2.3cm×2.1cm，形态不规则，边缘分叶状、毛刺形成，内见点状钙化，后方回声衰减；CDFI（C）示结节边缘粗大条状彩色血流信号；频谱多普勒（D）示病变血流 PSV 为 49.9cm/s，RI 为 0.67；灰阶图（E）示左腋下探及多发肿大淋巴结低回声，较大者约 2.4cm×1.0cm，皮质局限性增厚，淋巴门偏心；频谱多普勒（F）示淋巴结内血流 PSV 为 10.7cm/s，RI 为 0.57。

【超声诊断】左乳低回声团块，BI-RADS 5 类。

【超声诊断依据】结节特征：实性、低回声、形态不规则、边缘分叶状、毛刺形成，内见点状强回声，后方回声衰减。CDFI 示病变内穿支动脉血流，血流阻力稍增高。左腋下淋巴结肿大。BI-RADS 5 类。

【推荐】穿刺活检或手术。

【病理诊断】浸润性导管癌伴导管内癌。

病例 50.20

【病史】女,70 岁。发现右乳肿物 1 周余。

【实验室检查】无异常。

【其他影像学检查】外院钼靶提示 BI-RADS 4C 类。

【超声表现】见图 50.20-1。

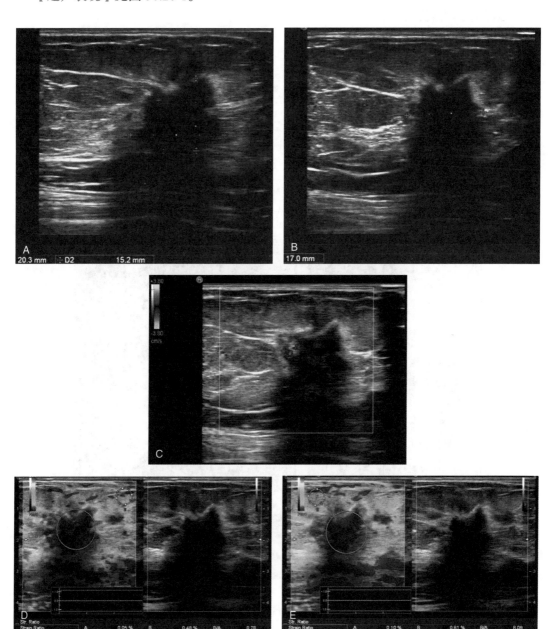

图 50.20-1　右乳 9 点钟方向结节声像图表现

灰阶图（A、B）示右乳 9 点钟方向见实性低回声结节,大小约 2.0cm×1.5cm×1.7cm,形态不规则,边缘分叶状、成角、毛刺形成,周边可见高回声晕,后方回声衰减;CDFI（C）示病变内点状血流信号,Adler 血流评分 1分;应变弹性成像（D、E）示病变整体及周围呈蓝色,弹性评分 5 分(建议截断值 3~4 分),应变率比值分别为8.78、8.09(建议截断值 3.11)。

【超声诊断】右乳实性结节,BI-RADS 5 类。

【超声诊断依据】结节特征:实性、低回声、形态不规则,边缘分叶状、成角、毛刺形成,周边可见高回声晕,后方回声衰减。CDFI 示病变内点状血流信号,RI 呈高阻。应变弹性成像提示病变硬。BI-RADS 5 类。

　　【推荐】穿刺活检或手术。

　　【病理诊断】浸润性导管癌。

病例 50.21

　　【病史】女,39 岁。查体发现左乳肿物 2 天。

　　【实验室检查】无异常。

　　【其他影像学检查】钼靶提示左乳结节,见图 50.21-1。BI-RADS 4C 类。

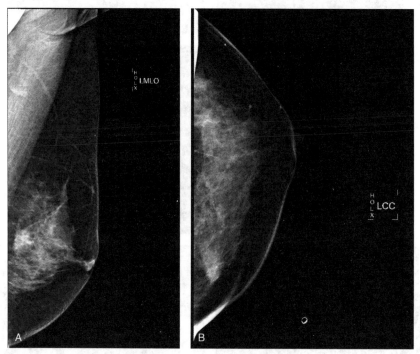

图 50.21-1　左乳结节钼靶表现
左乳内侧象限见一个结节,形态不规则,边缘分叶状,边界不清(A、B)。

　　【超声表现】见图 50.21-2。

　　【超声诊断】左乳结节,BI-RADS 5 类。

　　【超声诊断依据】结节特征:实性、低回声、形态不规则,边缘分叶状、成角形成,边界欠清,后方回声衰减。BI-RADS 5 类。

　　【推荐】穿刺活检或手术。

　　【病理诊断】浸润性导管癌。

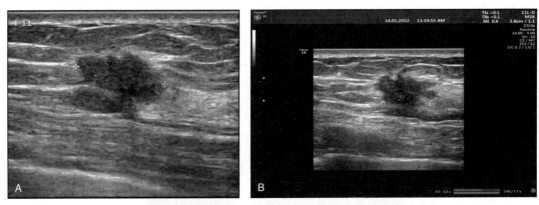

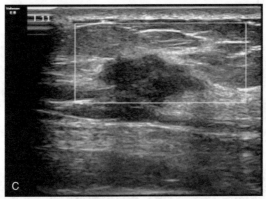

图 50.21-2 左乳结节超声表现

灰阶图（A、B）示左乳内上象限见实性低回声结节，大小约 1.8cm×1.5cm×1.2cm，形态不规则，边缘分叶状、成角形成，边界欠清，后方回声衰减；CDFI（C）示病变内无明显血流信号，Adler 血流评分 0 分。

病例 51

【病史】女,61岁。发现左乳肿物2月余。

【实验室检查】无异常。

【其他影像学检查】无。

【超声表现】见图51-1。

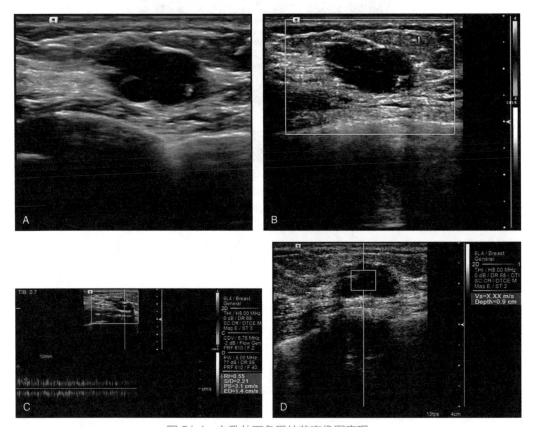

图 51-1　左乳外下象限结节声像图表现

灰阶图(A)示左乳外下象限见实性低回声结节,大小约 2.1cm×1.0cm×1.1cm,形态欠规则,边缘分叶状、成角形成,边界清晰,内见点状强回声,后方回声增强;CDFI(B)示病变内点状血流信号,Adler 血流评分 1 分;频谱多普勒(C)示病变内血流 PSV 为 3.1cm/s,RI 为 0.55;ARFI 剪切波弹性成像(D)多次测量病变 SWV 为 ×.×× m/s(建议截断值 4.05m/s)。

【超声诊断】左乳结节,BI-RADS 4B 类。

【超声诊断依据】结节特征:实性、低回声、形态欠规则,边缘分叶状、成角形成,内见点状强回声。剪切波弹性成像提示病变硬。BI-RADS 4B 类。

【推荐】穿刺活检或手术。

【病理诊断】浸润性导管癌。

病例 51.1

【病史】女,83 岁。发现左乳肿物 2 周余。

【实验室检查】无异常。

【其他影像学检查】钼靶检查提示左乳肿物,见图 51.1-1。BI-RADS 4 类。

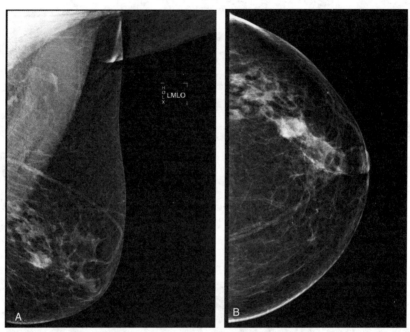

图 51.1-1　左乳外下象限结节钼靶表现

左乳外下象限见一肿块影,形态欠规则,边缘不光整(A、B)。

【超声表现】见图 51.1-2。

【超声诊断】左乳结节,BI-RADS 4B 类。

【超声诊断依据】结节特征:实性、低回声、形态不规则,边缘分叶状,边界清晰,后方回声增强。CDFI 示病变内分支状动脉血流,RI 呈高阻。应变弹性成像、实时剪切波弹性成像均提示病变硬。BI-RADS 4B 类。

【推荐】穿刺活检或手术。

【病理诊断】浸润性导管癌。

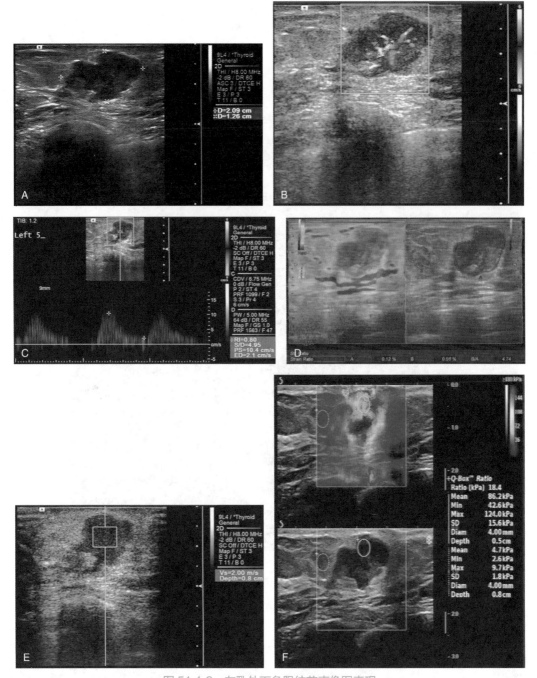

图 51.1-2　左乳外下象限结节声像图表现

灰阶图（A）示左乳外下象限见实性低回声结节，大小约 2.1cm×1.3cm×1.8cm，形态不规则，边缘分叶状，边界清晰，后方回声略增强；CDFI（B）示病变内分支状血流信号，Adler 血流评分 3 分；频谱多普勒（C）示病变内血流 PSV 为 10.4cm/s，RI 为 0.80；应变弹性成像（D）示病变整体呈蓝色，弹性评分 4 分（建议截断值 3~4 分），应变率比值 4.74（建议截断值 3.11）；ARFI 剪切波弹性成像（E）示病变 SWV 为 2.00m/s（建议截断值 4.05m/s）；实时剪切波弹性成像（F）示病变 SWEmax 为 124.0kPa（建议截断值 88.4kPa）。

病例 51.2

【病史】女,54 岁。左乳肿块伴疼痛 10 余天。

【实验室检查】无。

【其他影像学检查】CT 提示左侧乳腺病灶,感染性病变? 其他待排除,建议穿刺活检。

【超声表现】见图 51.2-1。

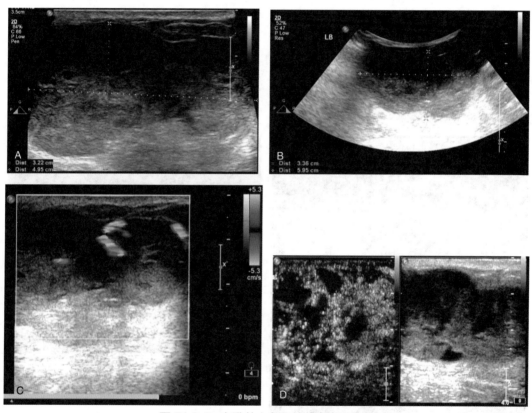

图 51.2-1　左乳外上象限结节声像图表现

灰阶图(A、B)示左乳外上象限见一混合回声结节,大小约 6.0cm × 3.4cm,边缘分叶状,后方回声增强,内部回声不均匀,部分呈无回声区;CDFI(C)示团块内条状彩色血流信号;超声造影(D)示动脉期团块内造影剂快速填充,内部不规则无增强区,此后结节内造影剂消退。

【超声诊断】左乳囊实性团块,超声造影提示血供丰富伴部分区域无增强,BI-RADS 4B 类。

【超声诊断依据】结节特征:回声不均匀,形态不规则,边缘呈分叶状。超声造影提示血供丰富伴部分区域无灌注。BI-RADS 4B 类。

【推荐】穿刺活检。

【病理诊断】浸润性导管癌伴坏死。

病例 51.3

【病史】女,52 岁。甲状腺乳头状癌术后,常规体检发现左乳结节 3 天。

【实验室检查】无。

【其他影像学检查】无。

【超声表现】见图 51.3-1。

【超声诊断】左乳结节,超声造影提示富血供伴小灶坏死,BI-RADS 4B 类。

【超声诊断依据】结节特征:实性、低回声、形态不规则、边缘略呈分叶状,局部毛刺形成。超声造影提示富血供病灶伴小灶坏死。BI-RADS 4B 类。

【推荐】穿刺活检。

【病理诊断】浸润性导管癌。

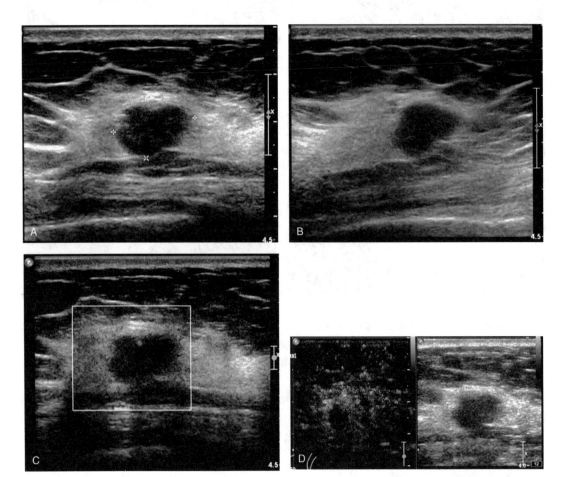

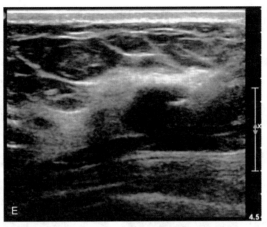

图 51.3-1　左乳 1 点钟方向结节声像图表现

灰阶图（A、B）示左乳 1 点钟方向距乳头 2cm 处低回声结节,大小约 1.8cm×1.2cm,形态欠规则,边缘略呈分叶状,局部毛刺形成;CDFI(C)示结节内点状彩色血流信号;超声造影(D)示结节内造影剂快速填充,增强强度略高于周边正常组织,达峰时呈不均匀高增强,内见无增强区,增强范围较灰阶图略增大;灰阶图(E)示超声引导下穿刺活检。

病例 51.4

【病史】女,40 岁。体检发现乳腺结节 1 周。

【实验室检查】无。

【其他影像学检查】无。

【超声表现】见图 51.4-1。

【超声诊断】右乳结节,超声造影提示结节富血供,BI-RADS 4B 类。

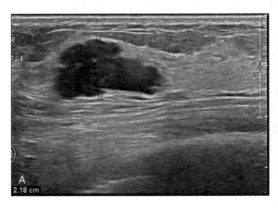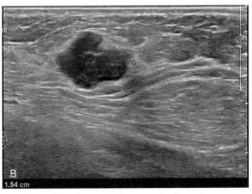

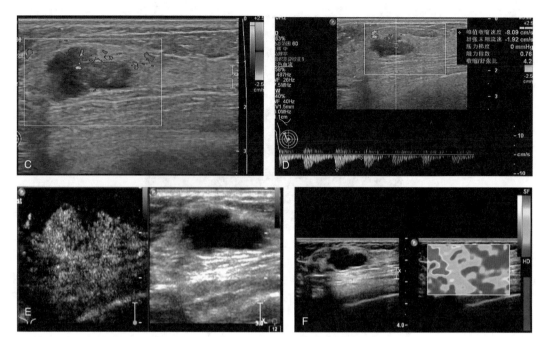
图 51.4-1　右乳 10 点钟方向结节声像图表现

灰阶图(A、B)示右乳 10 点钟方向距乳头 6cm 处一个低回声结节,大小约 2.2cm×1.2cm×1.5cm,形态不规则,边缘分叶状、成角,内回声不均匀;CDFI(C)示病变周边及内部多点状血流信号;频谱多普勒(D)示病变内血流 PSV 为 8.09cm/s,RI 为 0.76;超声造影(E)示右乳结节内造影剂快速填充,呈不均匀强化。此后结节内造影剂缓慢消退;弹性成像(F)示病变为蓝绿色相间,以蓝色为主,弹性评分 3 分(建议截断值 3~4 分)。

　　【超声诊断依据】结节灰阶超声特征:实性、低回声、形态不规则,边缘分叶状、毛刺形成,周边高回声晕,内回声不均匀,可见点状强回声。CDFI 示病变内丰富的高阻血流信号。弹性成像病变较硬。超声造影提示结节富血供。

　　【推荐】穿刺活检或手术。

　　【病理诊断】浸润性导管癌(Ⅲ级)伴间质大量淋巴细胞、浆细胞浸润,符合乳腺髓样癌。

病例 51.5

　　【病史】女,69 岁。发现左乳肿物 1 周。

　　【实验室检查】无。

　　【其他影像学检查】无。

　　【超声表现】见图 51.5-1。

　　【超声诊断】左乳多发占位,BI-RADS 4B 类。

　　【超声诊断依据】10~11 点钟方向结节特征:回声不均,以低回声为主,内见点状强回声,边缘欠规整。BI-RADS 4B 类。

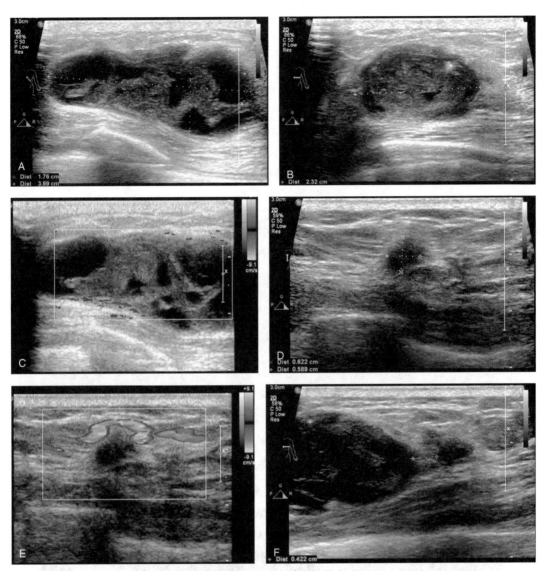

图 51.5-1　左乳占位声像图表现

灰阶图（A、B）示左乳 10~11 点钟方向囊实性混合回声团块，大小约 3.9cm× 2.5cm×1.7cm，形态欠规则，边缘欠规整，内回声不均匀，内见不规则无回声区及数个点状强回声；CDFI（C）示团块内见条状彩色血流信号；灰阶图及 CDFI（D~F）示距前者 0.4cm 处约 12 点钟方向另见一个低回声结节，大小约 0.6cm×0.6cm，纵横比大于 1，边缘毛刺形成，周边见粗大的条状彩色血流信号。

　　12 点钟方向结节特征：低回声，边缘毛刺，略呈直立位生长。BI-RADS 4B 类。

　　【推荐】穿刺活检或手术。

　　【病理诊断】乳腺浸润性导管癌（组织学分级 Ⅱ~ Ⅲ级，约占 70%），部分为高级别导管内原位癌（约占 30%），瘤体大小约 3cm×3cm；周边乳腺组织见高级别导管内原位癌。

病例 51.6

【病史】女,55 岁。查体发现左乳肿物 2 周余。

【实验室检查】无。

【其他影像学检查】钼靶提示双乳片状高密度影见图 51.6-1。

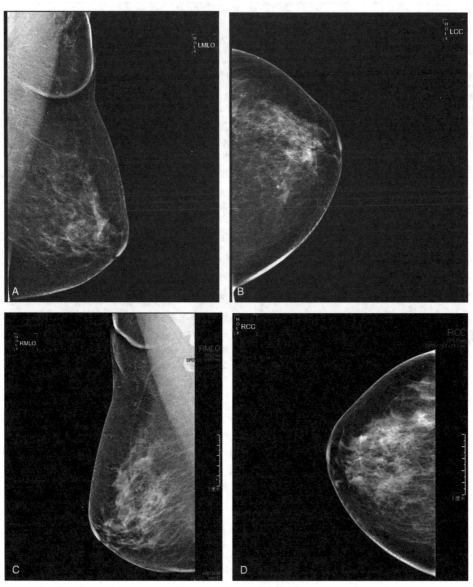

图 51.6-1 双乳钼靶表现

双乳呈不均匀密度型,密度不均,片状高密度,未见明确肿块及恶性钙化影(A~D)。

【超声表现】见图 51.6-2。

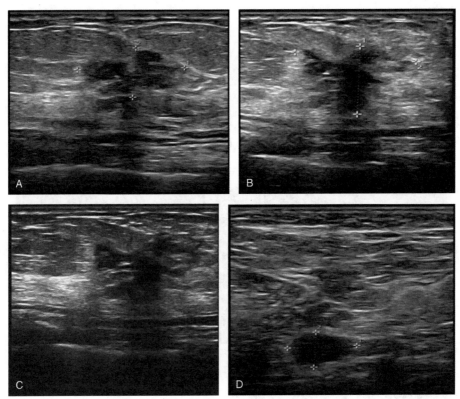

图 51.6-2　左乳 12 点钟方向结节声像图表现

灰阶图（A～C）示左乳 12 点钟方向见低回声，大小约 2.1cm×1.3cm×1.0cm，形态不规则，边缘分叶状，成角形成，内见点线状强回声；灰阶图（D）示左腋下淋巴结肿大，皮质增厚，淋巴门结构消失。

【超声诊断】左乳结节，BI-RADS 4C 类。

【超声诊断依据】左乳 12 点钟方向结节特征：实性，低回声，形态不规则，边缘分叶状、成角形成。BI-RADS 4C 类。

【推荐】穿刺活检或手术。

【病理诊断】乳腺浸润性导管癌。

病例 52

【病史】女,46 岁。发现右乳肿物 1 月余。

【实验室检查】无异常。

【其他影像学检查】外院钼靶提示 BI-RADS 4 类。

【超声表现】见图 52-1。

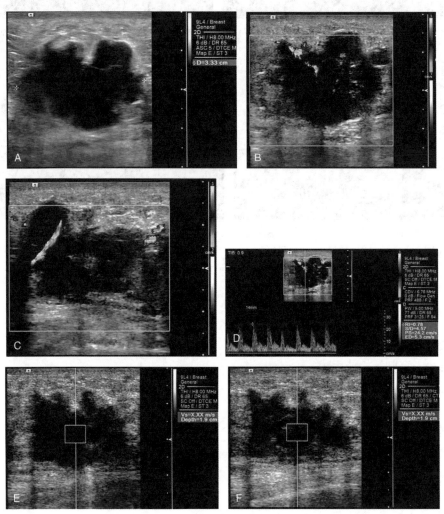

图 52-1　右乳外上象限结节声像图表现

灰阶图(A)示右乳外上象限见实性低回声结节,大小约 3.5cm × 2.2cm × 3.3cm,形态不规则,边缘分叶状、成角形成,边界不清,内见点状强回声,后方回声不均匀衰减;CDFI(B、C)示病变内穿支动脉血流信号,Adler 血流评分 3 分;频谱多普勒(D)示病变内血流 PSV 为 21.6cm/s,RI 为 0.73 ;ARFI 剪切波弹性成像(E、F)多次测量病变 SWV 为 ×.××m/s(建议截断值 4.05m/s),提示病变硬。

【超声诊断】右乳结节,BI-RADS 5 类。

【超声诊断依据】结节特征:实性、低回声、形态不规则,边缘分叶状、成角形成,边界不清,内见点状强回声,后方回声不均匀衰减。CDFI 示病变内穿支动脉血流,RI 呈高阻。剪切波弹性成像提示病变硬。BI-RADS 5 类。

【推荐】穿刺活检或手术。

【病理诊断】浸润性导管癌。

病例 53

【病史】女,26岁。触及左乳肿物1月余。

【实验室检查】无异常。

【其他影像学检查】钼靶检查提示左乳结节,见图53-1,BI-RADS 4C类。外院MRI提示左乳结节 BI-RADS 5类。

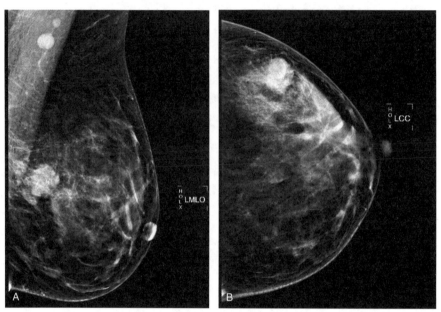

图 53-1　左乳结节钼靶表现

左乳外侧象限见一个肿块影,分叶状,边缘模糊,内见砂粒样钙化(A、B)。

【超声表现】见图53-2。

【超声诊断】左乳结节,BI-RADS 4C类。

【超声诊断依据】结节特征:实性低回声,形态欠规则,边缘分叶状,成角形成,边界清晰,内见密集点状强回声,后方回声增强。CDFI示病变内短棒状血流信号,呈高阻。应变弹性成像及剪切波弹性成像提示病变硬。BI-RADS 4C类。

【推荐】建议穿刺活检或手术。

【病理诊断】浸润性导管癌。

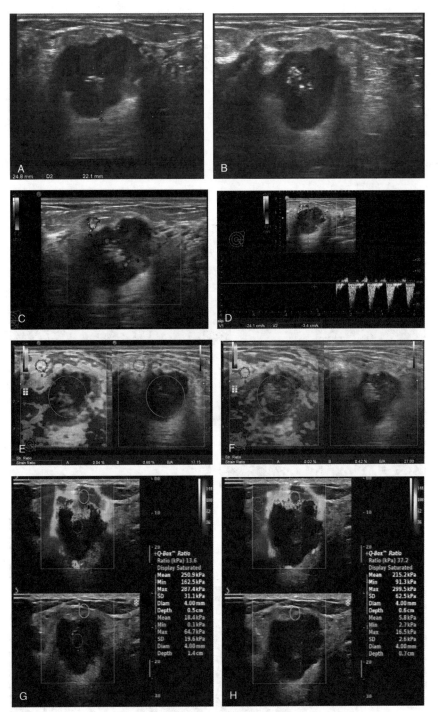

图 53-2　左乳结节声像图表现

灰阶图（A、B）示左乳 3 点钟方向见实性低回声结节，大小约 2.5cm×2.2cm×2.0cm，形态欠规则，边缘分叶状，成角形成，边界清晰，内见密集点状强回声，后方回声增强；CDFI（C）示病变内短棒状血流信号，Adler 血流评分 2 分；频谱多普勒（D）示病变内血流 PSV 为 24.1cm/s，RI 为 0.81；应变弹性成像（E、F）示病变及其周边整体呈蓝色，伴有少许绿色，弹性评分 5 分（建议截断值 3~4 分），应变率比值 27.80（建议截断值 3.11）。剪切波弹性成像（G、H）示病变前方呈红色，SWEmax 为 299.5kPa（建议截断值 88.4kPa）。

病例 53.1

【病史】女,63岁。发现乳腺肿物2周。

【实验室检查】无异常。

【其他影像学检查】无。

【超声表现】见图53.1-1。

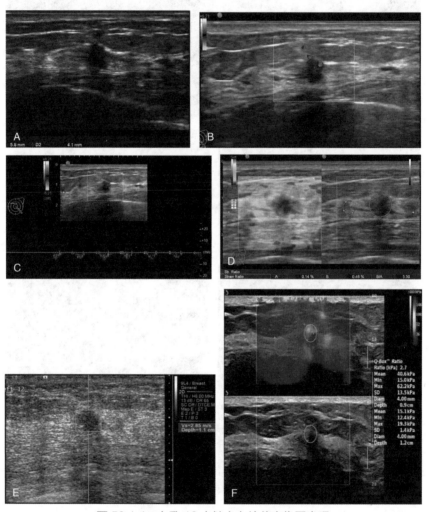

图 53.1-1　左乳 12 点钟方向结节声像图表现

灰阶图(A)示左乳 12 点钟方向见实性低回声结节,大小约 0.6cm×0.4cm×0.5cm,形态不规则,纵横比大于 1,边缘分叶状、毛刺形成,边界欠清,后方回声不均匀衰减;CDFI(B)示病变内点状及短棒状血流信号,Adler 血流评分 2 分;频谱多普勒(C)示病变内血流 PSV 为 7.5cm/s,RI 为 0.76;应变弹性成像(D)示病变整体呈蓝色,弹性评分 4 分(建议截断值 3~4 分),应变率比值 3.30;ARFI 剪切波弹性成像(E)示病变 SWV 为 2.85m/s(建议截断值 4.05m/s);实时剪切波弹性成像(F)示病变 SWEmax 为 62.2kPa(建议截断值 88.4kPa)。

【超声诊断】左乳结节,BI-RADS 4C 类。

【超声诊断依据】结节特征:实性低回声,形态不规则,纵横比大于 1,边缘分叶状、毛刺形成,边界不清,后方回声不均匀衰减。CDFI 示病变内点、线状血流信号,RI 呈高阻。应变弹性成像提示病变硬。剪切波弹性成像提示病变偏软。BI-RADS 4C 类。

【推荐】穿刺活检或手术。

【病理诊断】浸润性导管癌。

病例 53.2

【病史】女,57 岁。触及右乳肿物 2 天。

【实验室检查】无异常。

【其他影像学检查】无。

【超声表现】见图 53.2-1。

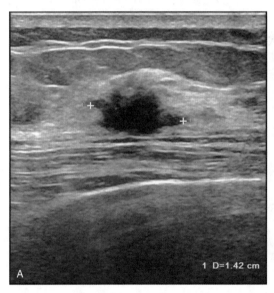
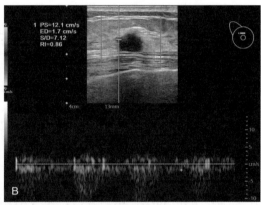
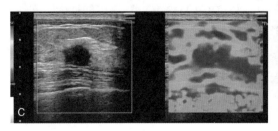
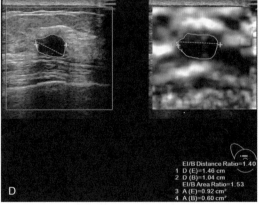

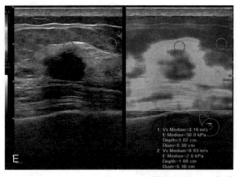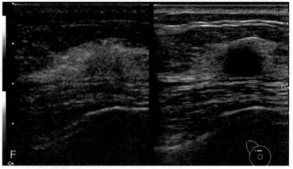

图 53.2-1　右乳 12 点钟方向结节声像图表现

灰阶图（A）示右乳 12 点钟方向见实性低回声结节，大小约 1.4cm×1.0cm×1.1cm，形态不规则，边缘分叶状、成角形成，边界尚清，内似见点状强回声，后方回声无改变；频谱多普勒（B）病变内血流 PSV 为 12.1cm/s，RI 为 0.86；应变弹性成像（C、D）示病变整体及周围呈蓝色，弹性评分 5 分（建议截断值 3-4 分），直径比 1.40，面积比 1.53；ARFI 剪切波弹性成像（E）示病变 SWV 为 3.16m/s（建议截断值 4.05m/s）；超声造影（F）动脉期病变呈不均匀高增强，范围增大，边缘不光整。

【超声诊断】右乳结节，BI-RADS 4C 类。

【超声诊断依据】结节特征：实性、低回声、形态不规则，边缘分叶状、成角形成，边界尚清，内似见点状强回声，后方回声无改变。CDFI 示病变内点状血流，RI 呈高阻。应变弹性成像提示病变硬。剪切波弹性成像提示病变软。BI-RADS 4C 类。

【推荐】穿刺活检或手术。

【病理诊断】浸润性导管癌。

病例 53.3

【病史】女，39 岁。体检发现左乳多发低回声结节 20 天。

【实验室检查】糖类抗原 125 为 71.05kU/L（参考值范围 0~35.00kU/L）；糖类抗原 72-4 为 18.28kU/L（参考值范围 0~6.90kU/L）。

【其他影像学检查】无。

【超声表现】见图 53.3-1。

【超声诊断】左乳结节，超声造影提示结节富血供，BI-RADS 4C 类，癌可能性大。

【超声诊断依据】结节特征：不均回声、形态不规则、边缘不清晰、纵横比大于 1。CDFI 示结节内穿支动脉血流，RI 呈高阻。超声造影见粗大分支，增强范围较灰阶增大，弹性成像病变较硬。BI-RADS 4C 类。

【推荐】穿刺活检。

【病理诊断】浸润性导管癌。

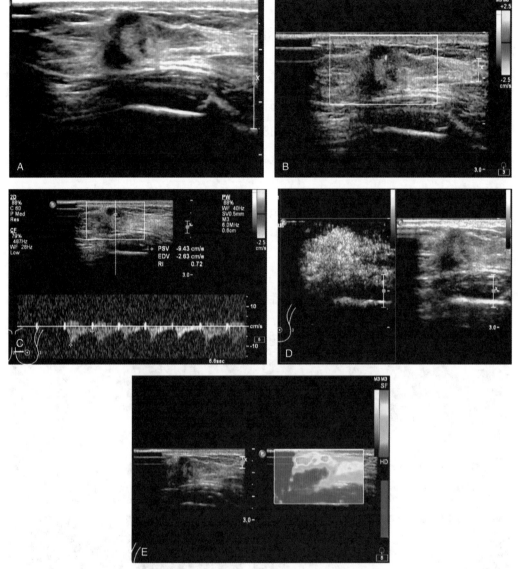

图 53.3-1　左乳 9 点钟方向结节声像图表现

灰阶图（A）示左乳 9 点钟方向见不均回声结节，大小约 1.0cm×1.1cm，边缘欠清晰，形态欠规则，内呈高回声及极低回声，纵横比大于 1，呈直立位生长；CDFI（B）示结节内短条状血流信号；频谱多普勒（C）示结节内血流 PSV 为 9.43cm/s，RI 为 0.72；超声造影（D）示左侧乳腺结节内造影剂快速填充，呈不均匀高增强，形状不规则，多个粗大分支向周边延伸，且增强范围较常规测量明显增大，此后结节内造影剂缓慢消退；弹性成像（E）示结节内呈蓝绿相间，以蓝色为主。

病例 53.4

【病史】女,39 岁。孕 12^{+4} 周发现右乳肿物。

【实验室检查】角蛋白 19 片段为 4.38μg/L(参考值范围 0~3.30μg/L);甲胎蛋白为 24.20μg/L(参考值范围 0~20.00μg/L)。

【其他影像学检查】无。

【超声表现】见图 53.4-1。

【超声诊断】右乳低回声结节,BI-RADS 4C 类,建议活检。

【超声诊断依据】病灶特征:实性、低回声、形态不规则,边缘不规整,呈蟹足样。弹性成像提示病变硬。BI-RADS 4C 类。

【推荐】穿刺活检或手术。

【病理诊断】非特殊型浸润性癌(浸润性导管癌),部分为导管原位癌。

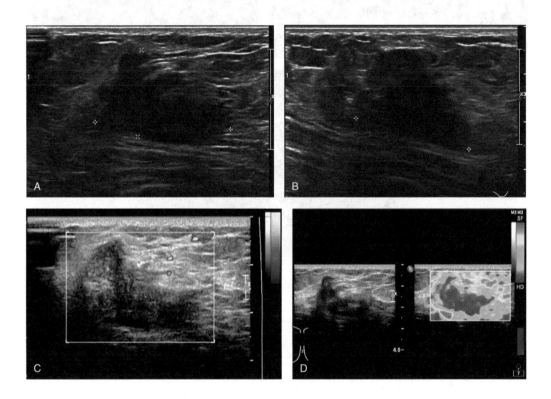

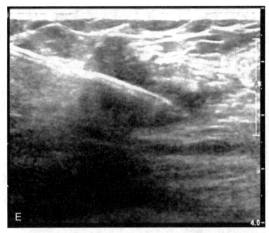

图 53.4-1　右乳结节声像图表现

灰阶图(A、B)示右乳 9~10 点钟方向距乳头约 4cm 处见范围约 3.3cm×1.5cm 低回声结节,形态不规则,边缘不规整呈蟹足样,与周边腺体分界不清,内回声不均匀;CDFI(C)示病变周边点状血流信号;弹性成像(D)示病变整体呈蓝色,弹性评分 4 分(建议截断值 3~4 分);灰阶图(E)示超声引导下穿刺活检。

病例 53.5

【病史】女,69 岁。体检发现左乳结节 2 周。

【实验室检查】无异常。

【其他影像学检查】无。

【超声表现】见图 53.5-1。

【超声诊断】左侧乳腺结节,超声造影提示结节富血供,BI-RADS 4C 类,癌可能性大。

【超声诊断依据】结节特征:实性、极低回声、形态不规则,边缘成角、毛刺形成。CDFI 示病变内穿支动脉血流,RI 呈高阻。弹性成像提示病变硬。超声造影示多个粗大分支向周边延伸,增强范围较常规测量明显增大。BI-RADS 4C 类。

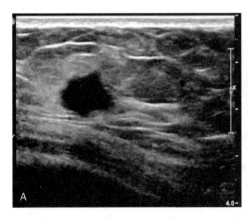
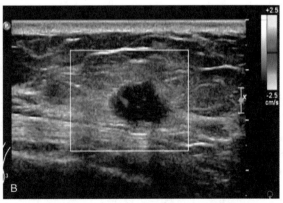

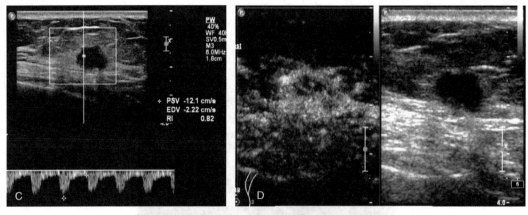

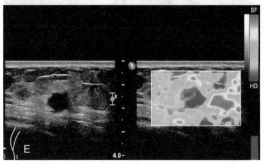

图 53.5-1　左乳内上象限结节声像图表现

灰阶图（A）示左乳内上象限大小约 1.5cm×1.5cm 极低回声结节,形态欠规则,边缘成角、毛刺形成;CDFI（B）示病变内穿支动脉血流信号;频谱多普勒（C）病变内血流 PSV 为 12.1cm/s,RI 为 0.82;超声造影（D）示结节内造影剂快速填充,呈不均匀高增强,形状不规则,多个粗大分支向周边延伸,增强范围较常规测量明显增大。此后结节内造影剂缓慢消退;弹性成像（E）示病变大部分呈蓝色。

【推荐】穿刺活检或手术。

【病理诊断】浸润性导管癌。

病例 53.6

【病史】女,42 岁。自行触诊发现左乳结节 1 周。

【实验室检查】无异常。

【其他影像学检查】MRI 提示左乳结节,见图 53.6-1。BI-RADS 5 类。

【超声表现】见图 53.6-2。

【超声诊断】左侧乳腺结节,BI-RADS 4C 类。

【超声诊断依据】结节特征:实性、极低回声、形态不规则,边缘分叶状,纵横比大于 1。CDFI 示病变周边动脉血流,RI 呈高阻。BI-RADS 4C 类。

【推荐】穿刺活检或手术。

【病理诊断】浸润性导管癌。

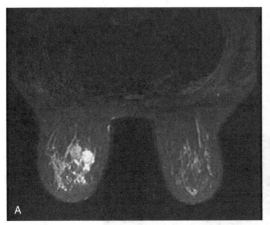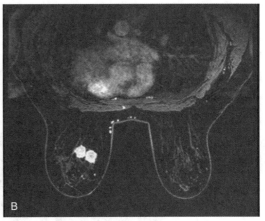

图 53.6-1　左乳结节 MRI 表现

左乳内上象限见 2 枚结节,呈圆形,关系密切,浅分叶,边缘小毛刺,T$_2$WI 脂肪抑制序列表现为
不均匀高信号,增强扫描呈不均匀强化(A、B)。

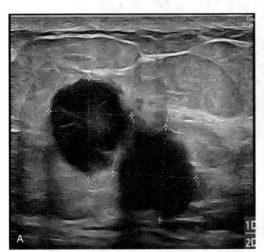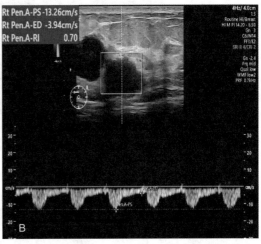

图 53.6-2　左乳内上象限结节声像图表现

灰阶图(A)示左乳 11 点钟方向见两个低回声,大小分别为 1.7cm × 1.5cm 及 1.7cm × 1.6cm,
形态不规则,纵横比大于 1,边缘分叶状;CDFI(B)示病变周边少许高阻动脉血流信号。

病例 53.7

【病史】女,30 岁。查体发现右乳结节 3 天。

【实验室检查】无异常。

【其他影像学检查】钼靶提示右乳结节并局部皮肤增厚,见图 53.7-1,BI-RADS 4C 类。
MRI 提示右乳结节,见图 53.7-2,BI-RADS 4 类。

【超声表现】见图 53.7-3。

【超声诊断】右乳腺结节,BI-RADS 4C 类。

【超声诊断依据】结节特征:实性、低回声、形态欠规则,边缘微分叶状,内见点状强回声。CDFI 示病变内动脉血流,RI 呈高阻。BI-RADS 4C 类。

【推荐】穿刺活检或手术。

【病理诊断】浸润性导管癌。

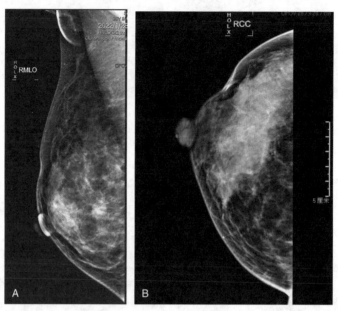

图 53.7-1　右乳结节钼靶表现

右乳外下象限见一类圆形结节影,边缘模糊。局部皮肤增厚凹陷(A、B)。

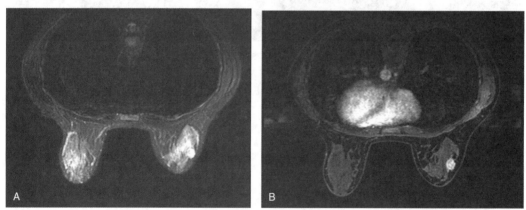

图 53.7-2　右乳结节 MRI 表现

右乳外下象限见类圆形强化结节影,边缘光滑,T_2WI 脂肪抑制序列表现为不均匀高信号,增强扫描呈不均匀强化(A、B)。

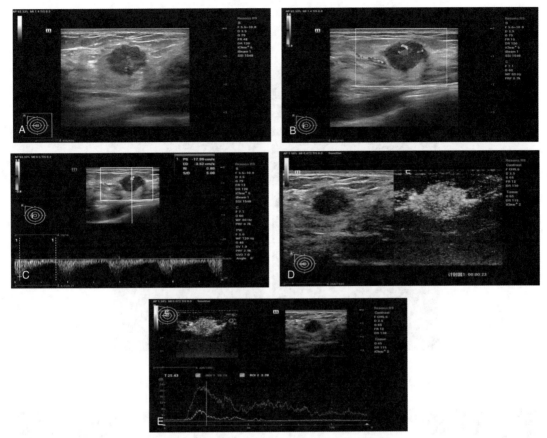

图 53.7-3　右乳 9 点钟方向结节声像图表现

灰阶图（A）右乳 9 点钟方向见低回声,大小 1.3cm×1.2cm×1.2cm,形态欠规则,边缘微分叶状,内见点状强回声;CDFI（B、C）示病变内线状血流信号,RI 为 0.80,呈高阻;超声造影（D）示动脉期早于周围组织呈高增强,从外周向中央强化,范围增大,边缘不光整,有滋养血管,增强晚期缓慢消退;增强曲线（E）显示病变富血供。

病例 53.8

【病史】女,45 岁。乳腺疼痛不适 3 天。

【实验室检查】无异常。

【其他影像学检查】钼靶提示右乳未见明显异常,见图 53.8-1。MRI 提示右乳结节,见图 53.8-2,BI-RADS 5 类。

【超声表现】见图 53.8-3。

【超声诊断】右侧乳腺结节,BI-RADS 4C 类。

【超声诊断依据】结节特征:实性、低回声、形态不规则,纵横比大于 1,边缘分叶状,毛刺形成。CDFI 示病变内动脉血流,RI 呈高阻。BI-RADS 4C 类。

【推荐】穿刺活检或手术。

【病理诊断】浸润性导管癌。

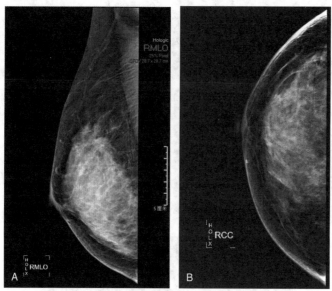

图 53.8-1　右乳结节钼靶表现

右乳腺体呈致密型,密度不均,腺体内未见明显异常包块影及恶性钙化(A、B)。

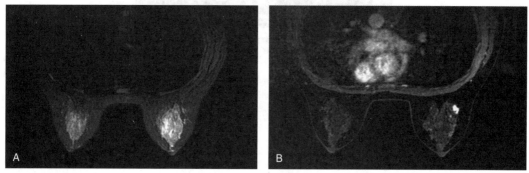

图 53.8-2　右乳结节 MRI 表现

右乳外上象限见一个分叶状结节,边缘毛刺,T_2WI 脂肪抑制序列表现为不均匀高信号,
增强扫描呈不均匀强化(A、B)。

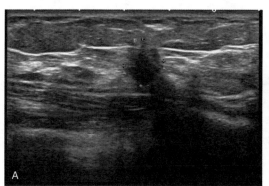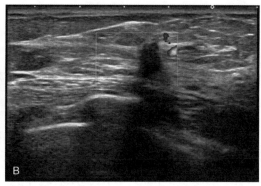

图 53.8-3　右乳 9 点钟方向结节声像图表现

灰阶图（A）示右乳 9 点钟方向见低回声，大小约 1.1cm×0.9cm×1.0cm，形态不规则，
纵横比大于 1，边缘分叶状，毛刺形成，边界不清；CDFI（B）示病变周边血流信号。

病例 54

【病史】女,66岁。右乳肿痛半年,查体乳晕周围红肿伴皮温升高。

【实验室检查】无。

【其他影像学检查】MRI 提示右乳外上象限肿块,BI-RADS 4C 类。

【超声表现】见图 54-1。

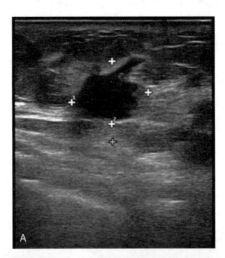

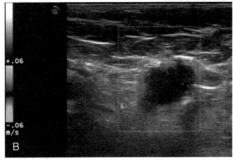
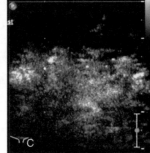
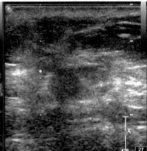

图 54-1　右乳 10 点钟方向结节声像图表现

灰阶图(A)示右乳 10 点钟方向距乳头 5~7cm 处腺体层见一个大小约 2.1cm×1.4cm 的低回声结节,形态不规则,边缘分叶、成角,周边高回声晕;CDFI(B)示结节内未见明显彩色血流信号;超声造影(C)示结节内造影剂不均匀快速填充,病变范围较灰阶图略增大。

【超声诊断】右乳结节,超声造影提示造影后增大,BI-RADS 4C 类。

【超声诊断依据】结节特征:实性、低回声、形态不规则,边缘成角、分叶,周边高回声晕。超声造影后结节较灰阶图测量增大。BI-RADS 4C 类。

【推荐】穿刺活检或手术。

【病理诊断】低分化癌,其中约 60% 为非特殊型浸润性导管癌(Ⅲ级),约 40% 为多形性癌。

病例 55

【病史】女,63 岁。发现左乳肿物 2 周。

【实验室检查】无异常。

【其他影像学检查】无。

【超声表现】见图 55-1。

【超声诊断】左乳结节,BI-RADS 5 类;左腋下前哨淋巴结,不除外转移性。

【超声诊断依据】结节特征:实性、低回声、形态不规则,边缘毛刺形成,周边高回声晕。CDFI 示病变内点状血流。超声造影呈快速不均匀高增强,静脉期退出早于周围组织。前哨淋巴结造影呈不均匀增强。

【推荐】穿刺活检或手术。

【病理诊断】(左乳肿物)乳腺浸润性导管癌,癌侵犯神经及血管;皮肤未见癌。(前哨淋巴结)淋巴结转移癌(1/8),并见癌细胞累及淋巴结周围脂肪组织。

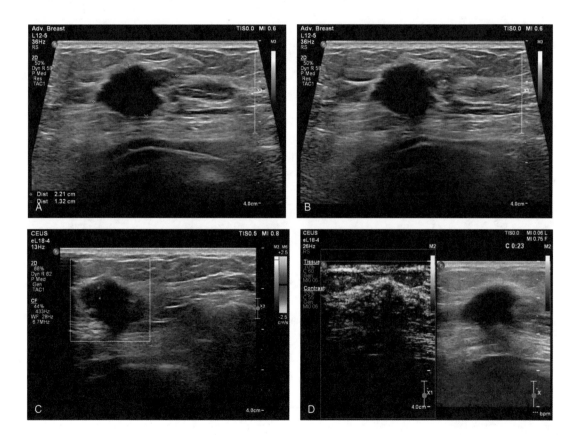

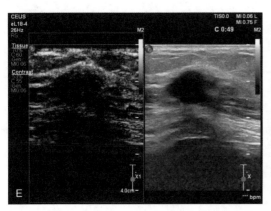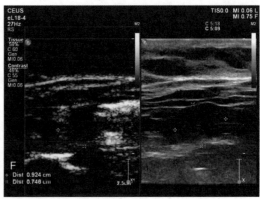

图 55-1 左乳 7~8 点钟方向结节声像图表现

灰阶图(A、B)示左乳 7~8 点钟方向低回声,大小约 2.2cm×1.8cm×1.3cm,边界欠清,形态不规则,边缘成角,周边呈高回声;CDFI(C)示内部点状血流信号;超声造影(D、E)示动脉期 15 秒微泡迅速进入,呈不均匀高增强,分布不均,静脉期微泡退出早于周围组织;前哨淋巴结造影(F)左示乳头区局部碘伏消毒,于乳晕区 3、6、9、12 点方向皮内分别注射造影剂 0.1ml,见淋巴结显影,位于腋前线,大小约 0.9cm×0.7cm,距体表约 1.2cm 处,呈不均匀增强。

病例 56

【病史】女,31 岁。发现右乳肿物 1 月余。

【实验室检查】无异常。

【其他影像学检查】钼靶提示 BI-RADS 4 类。

【超声表现】见图 56-1。

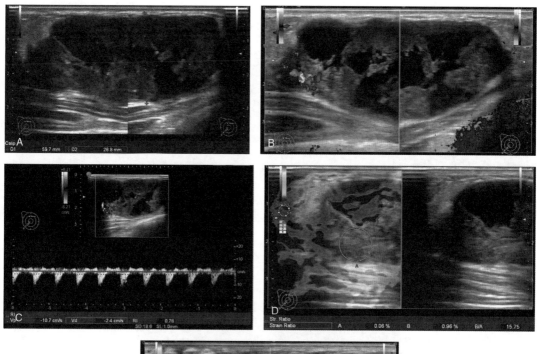

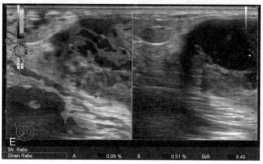

图 56-1　右乳 12 点钟方向结节声像图表现

灰阶图(A)示右乳 12 点钟方向见囊实性结节,大小约 6.0cm×2.7cm×3.1cm,形态规则,边缘不光整,局部成角,边界清晰,中央不规则片状囊变,实性低回声内点状强回声,后方回声增强;CDFI(B)示病变内及周边点状、短棒状血流信号,Adler 血流评分 2 分;频谱多普勒(C)示病变内血流 PSV 为 10.7cm/s,RI 为 0.78;应变弹性成像(D、E)示病变实性成分呈蓝色,囊性成分呈红绿相间,弹性评分 4 分(建议截断值 3~4 分),应变率比值分别为 15.75、8.40(建议截断值 3.11)。

【超声诊断】右乳结节，BI-RADS 4C类。

【超声诊断依据】结节特征：囊实性、形态规则，边缘不光整，局部成角，实性成分内见点状强回声，后方回声增强。CDFI示病变内点状及短棒状血流，RI呈高阻。应变弹性成像提示病变硬。BI-RADS 4C类。

【推荐】穿刺活检或手术。

【病理诊断】浸润性导管癌，伴局灶鳞状分化。

病例 57

【病史】女,31 岁。发现右乳肿物伴表面皮肤破溃 6 个月。

【实验室检查】角蛋白 19 片段为 13.85μg/L(参考值范围 0~3.3μg/L)。

【其他影像学检查】MRI 示右乳多发占位,较大者位于右乳外侧象限,呈团块状,部分边缘见毛刺,胸壁、皮肤受累,BI-RADS 5 类。右腋窝淋巴结肿大。

【超声表现】见图 57-1。

【超声诊断】右乳低回声团块,BI-RADS 5 类。

【超声诊断依据】病灶特征:实性、低回声、形态不规则,边缘分叶状、毛刺、成角,周边高回声晕。右腋下多发淋巴结肿大。造影剂快速填充,内见无增强区。弹性成像提示病变硬。BI-RADS 5 类。

【推荐】穿刺活检或手术。

【病理诊断】(右侧乳腺穿刺)符合乳腺浸润性导管癌(中低分化)。(右侧腋窝淋巴结穿刺)转移或浸润性癌,免疫组化结果提示乳腺导管癌转移。

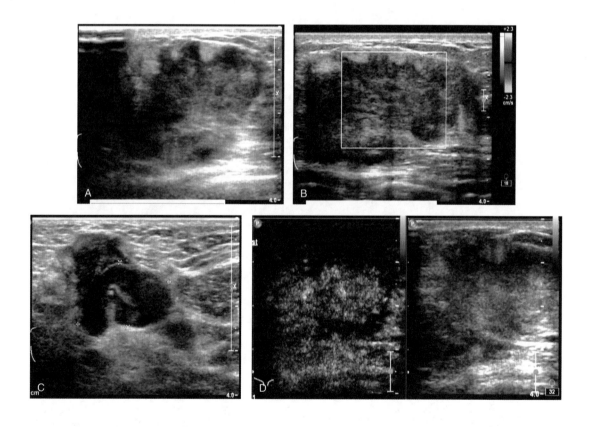

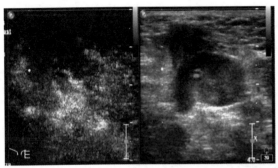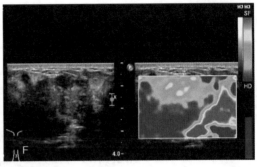

图 57-1　右乳团块声像图表现

灰阶图（A）示右乳外上及内上象限见范围约 6.8cm×2.8cm 的实性低回声团块，形态不规则，边缘分叶状、毛刺、成角，周边高回声晕；CDFI（B）示病变内未见明显彩色血流信号；灰阶图（C）示右侧腋窝数枚肿大淋巴结回声，较大者约 3.0cm×2.1cm，边界尚清，内回声不均匀，局部包膜破溃，周边形态不规则的低回声区；超声造影（D）示右乳团块内造影剂快速填充，内可见不规则无增强区；超声造影（E）示右侧腋窝较大淋巴结造影剂快速填充，边缘不规则无增强区，与周边无增强坏死区相通；应变弹性成像（F）示右乳团块呈蓝绿相间，以蓝色为主。

病例 58

【病史】女,43 岁。发现左乳结节 1 月余。

【实验室检查】无。

【其他影像学检查】肺 CT 提示左侧乳腺内见一个 1.6cm×3.0cm 结节样软组织密度影,边界尚清。

【超声表现】见图 58-1。

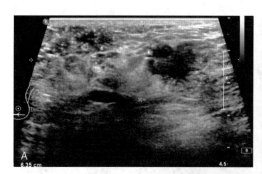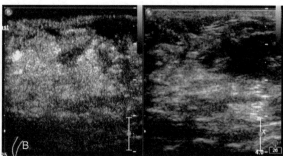

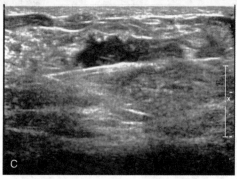

图 58-1　左乳病灶声像图表现

灰阶图(A)示左乳大小约 6.4cm×2.3cm 杂乱回声区,形态不规则,边缘不清,内见多枚点状强回声及一个低回声结节,边缘分叶、毛刺形成;超声造影(B)示左乳杂乱回声区内造影剂快速不均匀增强,内见小范围无增强区;灰阶图(C)示超声引导下穿刺活检。

【超声诊断】左乳杂乱回声区,超声造影提示癌可能,BI-RADS 4C 类。

【超声诊断依据】图像特征:回声杂乱不均,形态不规则,边界不清,内见多枚点状强回声及低回声结节,边缘分叶、毛刺形成。造影后结节内呈快速不均匀增强。BI-RADS 4C 类。

【推荐】穿刺活检或手术。

【病理诊断】浸润性导管癌伴导管内癌,瘤体大小约 7.2cm×2.9cm×2.2cm,另见一个结节为乳腺良性叶状肿瘤。

病例 59

【病史】女,62 岁。触及右乳包块 1 月余。

【实验室检查】无异常。

【其他影像学检查】钼靶提示右乳肿物,BI-RADS 5 级。

【超声表现】见图 59-1。

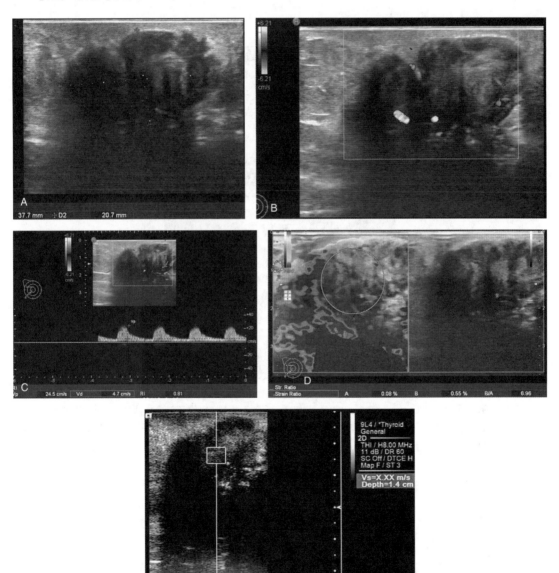

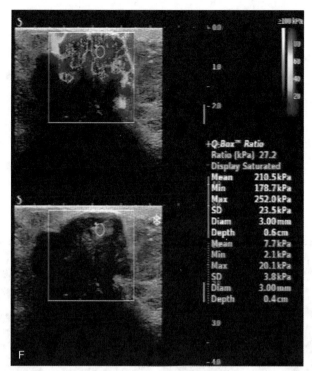

图 59-1　右乳结节声像图表现

灰阶图（A）示右乳外上象限见实性低回声，大小约 3.8cm×2.1cm×2.4cm，形态欠规则，边缘分叶状，边界欠清晰，内见密集点状强回声，后方回声衰减；CDFI（B）示病变内点状及短棒状血流信号，Adler 血流评分 2分；频谱多普勒（C）病变内血流 PSV 为 24.5cm/s，RI 为 0.81；应变弹性成像（D）示病变整体呈蓝色，间杂少许绿色，弹性评分 4 分（建议截断值 3~4 分），应变率比值 6.96（建议截断值 3.11）；ARFI 剪切波弹性成像（E）示多次测量病变 SWV 为 X.XX m/s（建议截断值 4.05m/s），提示病变硬；实时剪切波弹性成像（F）示病变前方呈红色，SWEmax 为 252.0kPa（建议截断值 88.4kPa）。

【超声诊断】右乳低回声，BI-RADS 5 类。

【超声诊断依据】结节特征：实性低回声，形态欠规则，边缘分叶状，边界欠清晰，内见密集点状强回声，后方回声衰减。CDFI 示病变内点状及短棒状血流信号，呈高阻。应变弹性成像、ARFI 及实时剪切波弹性成像提示病变硬。BI-RADS 5 类。

【推荐】建议穿刺活检或手术。

【病理诊断】浸润性小叶癌。

病例 60

【病史】女，57 岁。触及左乳肿物 1 周余。

【实验室检查】无异常。

【其他影像学检查】钼靶检查左乳结节，BI-RADS 4 级。

【超声表现】见图 60-1。

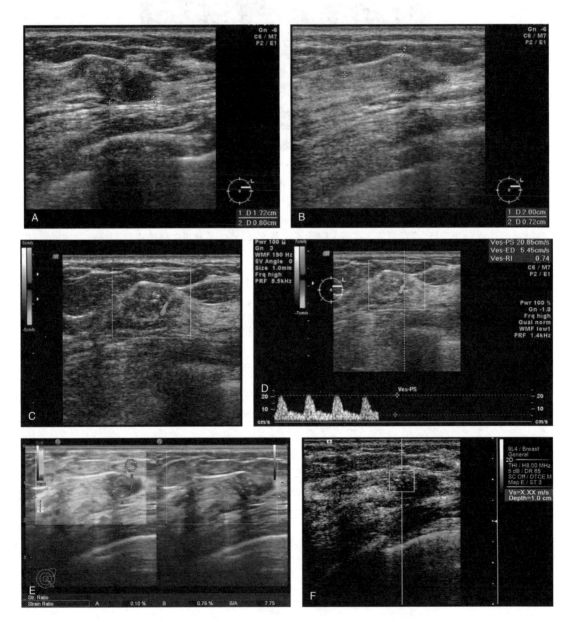

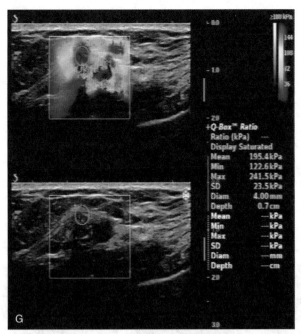

图 60-1 左乳结节声像图表现

灰阶图（A、B）示左乳外上象限见实性低回声结节，大小约 2.0cm×0.7cm×1.0cm，形态不规则，边缘分叶状，内见点状强回声，后方回声略衰减；CDFI（C）示病变内短棒状血流信号，Adler 血流评分 2 分；频谱多普勒（D）示病变内血流 PSV 为 20.85cm/s，RI 为 0.74；应变弹性成像（E）示病变整体呈蓝色，弹性评分 4 分（建议截断值 3~4 分），应变率比值 7.75（建议截断值 3.11）；ARFI 剪切波弹性成像（F）多次测量病变 SWV 为 X.XXm/s（建议截断值 4.05m/s），提示病变硬；实时剪切波弹性成像（G）示病变周边呈红色，呈"硬环征"，SWEmax 为 241.5kPa（建议截断值 88.4kPa）。

【超声诊断】左乳结节，BI-RADS 4C 类。

【超声诊断依据】结节特征：实性低回声，形态不规则，边缘分叶状，内见点状强回声，后方回声略衰减。CDFI 示病变内短棒状血流信号，呈高阻。应变弹性成像、ARFI 及实时剪切波弹性成像提示病变硬。BI-RADS 4C 类。

【推荐】建议穿刺活检或手术。

【病理诊断】浸润性小叶癌。

病例 61

【病史】女, 53岁。发现右乳肿物2月余。

【实验室检查】无异常。

【其他影像学检查】无。

【超声表现】见图61-1。

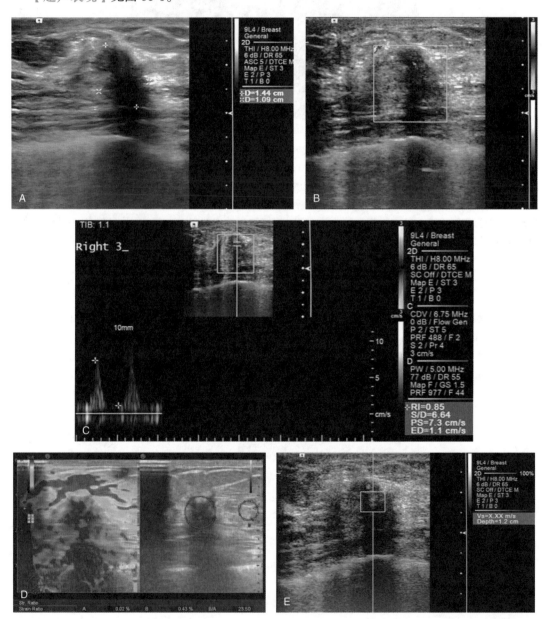

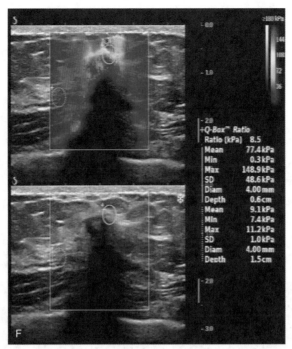

图 61-1　右乳 3 点钟方向结节声像图表现

灰阶图（A）示右乳 3 点钟方向见实性低回声结节，大小约 1.4cm×1.1cm×1.2cm，形态不规则，纵横比大于 1，边缘分叶状、成角形成，边界不清，后方回声衰减；CDFI（B）示病变内点状血流信号，Adler 血流评分 1 分；频谱多普勒（C）示病变内血流 PSV 为 7.3cm/s，RI 为 0.85；应变弹性成像（D）示病变整体及周围呈蓝色，弹性评分 5 分（建议截断值 3~4 分），应变率比值 23.50（建议截断值 3.11）；ARFI 剪切波弹性成像（E）示病变 SWV 为 X.XXm/s（建议截断值 4.05m/s），提示病变硬；实时剪切波弹性成像（F）示病变 SWEmax 为 148.9kPa（建议截断值 88.4kPa）。

【超声诊断】右乳结节，BI-RADS 5 类。

【超声诊断依据】结节特征：实性、低回声、形态不规则，纵横比大于 1，边缘分叶状、成角形成，边界不清，后方回声衰减。CDFI 示病变内点状血流信号，RI 呈高阻。应变弹性成像和剪切波弹性成像提示病变硬。BI-RADS 5 类。

【推荐】手术。

【病理诊断】浸润性小叶癌。

病例 62

【病史】女,64 岁。体检发现右乳肿物 3 周。

【实验室检查】无异常。

【其他影像学检查】无。

【超声表现】见图 62-1。

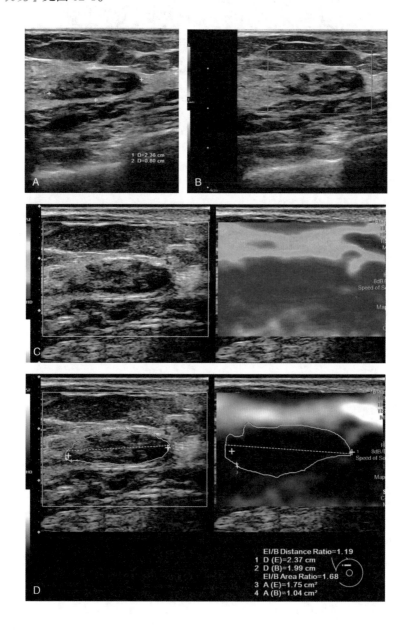

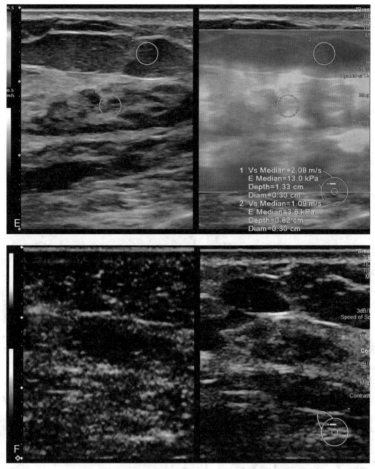

图 62-1　右乳 12 点钟方向结节声像图表现

　　灰阶图（A）示右乳 12 点钟方向见实性低回声结节，大小约 2.4cm×0.8cm×1.3cm，形态规则，边缘浅分叶状，边界清，内回声呈高低混合回声，后方回声无改变；CDFI（B）示病变内未见明显血流信号，Adler 血流评分 0 分；应变弹性成像（C、D）示病变整体及周围呈蓝色，弹性评分 5 分（建议截断值 3~4 分），直径比 1.19，面积比 1.68；ARFI 剪切波弹性成像（E）示病变 SWV 为 2.08m/s（建议截断值 4.05m/s），提示病变软；超声造影（F）示动脉期病变整体呈低增强，不均匀，边界不清，范围稍增大。

　　【超声诊断】右乳结节，BI-RADS 4A 类。

　　【超声诊断依据】结节特征：实性、混合回声、形态规则，边缘浅分叶状，边界清，后方回声无改变。CDFI 示病变内未见明显血流信号。应变弹性成像提示病变硬，剪切波弹性成像提示病变软。BI-RADS 4A 类。

　　【推荐】穿刺活检或手术。

　　【病理诊断】浸润性小叶癌。

病例 63

【病史】女,77 岁。发现右乳占位 1 周。

【实验室检查】无。

【其他影像学检查】肺 CT 示右乳内上象限结节状软组织密度影,边界尚清。

【超声表现】见图 63-1。

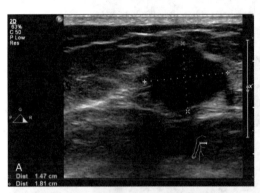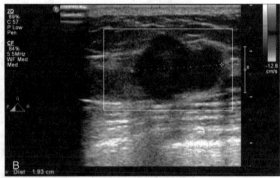

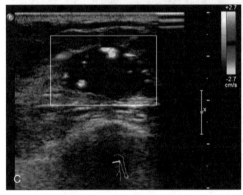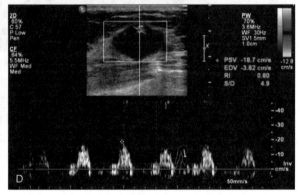

图 63-1　右乳 12 点钟方向结节声像图表现

灰阶图(A、B)示右乳 12 点钟方向距乳头 2~3cm 处见大小约 1.9cm × 1.8cm × 1.5cm 的实性极低回声结节,形态不规则,边缘分叶状、毛刺形成,周边不完整高回声晕;CDFI(C)示病变内穿支动脉血流信号;频谱多普勒(D)示结节内血流 PSV 为 18.7cm/s,RI 为 0.8。

【超声诊断】右乳结节,BI-RADS 4C 类。

【超声诊断依据】结节特征:实性、极低回声、形态不规则,边缘分叶状、毛刺形成,周边不完整高回声晕。CDFI 示病变内穿支动脉血流,RI 呈高阻。BI-RADS 4C 类。

【推荐】穿刺活检或手术。

【病理诊断】浸润性小叶癌。

病例 64

【病史】女,30 岁。自己触及右乳肿物 2 月余。

【实验室检查】相关检查无异常。

【其他影像学检查】无。

【超声表现】见图 64-1。

【超声诊断】右乳 12 点钟方向实性结节伴多发微小钙化,BI-RADS 5 类。

【超声诊断依据】实性肿物形态不规则,边界不清,内见多个点状强回声,CDFI 示病变内见粗大穿支血流信号。右腋下淋巴结,皮质稍厚。

【推荐】穿刺活检或手术。

【病理诊断】(右乳腺)乳腺浸润性小叶癌(低分化,大小 2.4cm × 1.8cm × 2.5cm),未见脉管内瘤栓,乳头及底切缘未见特殊;淋巴结转移癌(右腋窝 1/16;右第三站 0/1)。

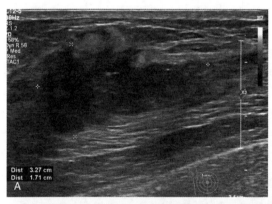
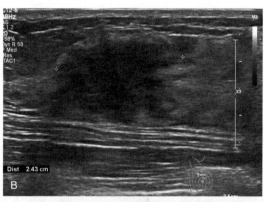
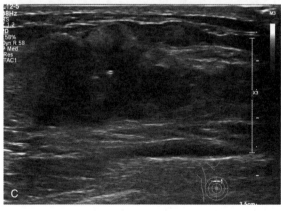
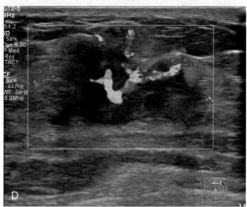

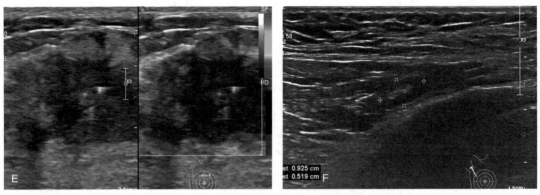

图 64-1　右乳 12 点钟方向结节声像图表现

灰阶图（A~C）示右乳 12 点钟方向低回声区，大小 3.3cm×2.4cm×1.7cm，形态不规则，边界不清，内见多个点状强回声；CDFI（D）示内见粗大穿支血流信号；弹性成像（E）提示病变偏硬；灰阶图（F）示右腋下见一枚淋巴结大小 0.9cm×0.5cm，皮质稍厚，皮髓质分界清。

病例 65

【病史】女,53 岁。发现左乳肿物 2 天。

【实验室检查】无异常。

【其他影像学检查】钼靶提示 BI-RADS 4 类;MRI 提示 BI-RADS 5 类。

【超声表现】见图 65-1。

【超声诊断】左乳结节,BI-RADS 4B 类。

【超声诊断依据】结节特征:实性、极低回声,形态尚规则,边缘分叶状,边界清晰,内见点状强回声,后方回声增强。CDFI 示病变内点状血流,RI 呈高阻。应变弹性成像提示病变硬。BI-RADS 4B 类。

【推荐】穿刺活检或手术。

【病理诊断】髓样癌。

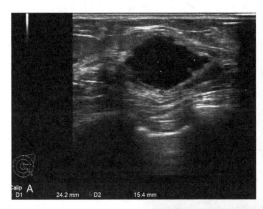
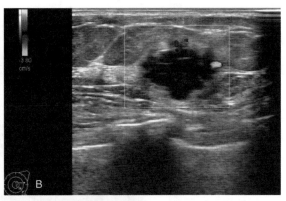
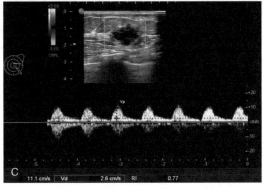

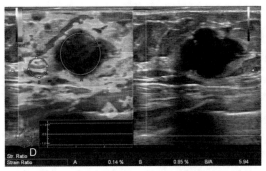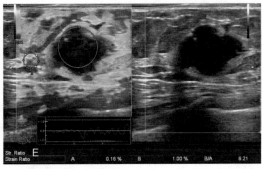

图 65-1　左乳 3 点钟方向结节声像图表现

灰阶图（A）示左乳 3 点钟方向见实性极低回声结节,大小约 2.4cm×1.5cm×2.0cm,形态尚规则,边缘分叶状,边界清晰,内见点状强回声,后方回声增强;CDFI（B）示病变内点状血流信号,Adler 血流评分 2 分;频谱多普勒（C）示病变内血流 PSV 为 11.4cm/s,RI 为 0.77;应变弹性成像（D、E）示病变整体呈蓝色,内部散在绿色区域,弹性评分 4 分（建议截断值 3~4 分）,应变率比值分别为 5.94、6.21（建议截断值 3.11）。

病例 66

【病史】女,69岁。发现左乳肿物1周。

【实验室检查】无异常。

【其他影像学检查】钼靶提示左乳结节,见图66-1。BI-RADS 4C类。

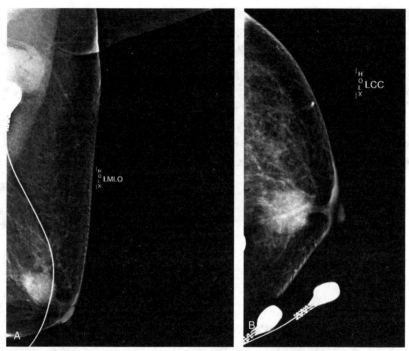

图 66-1　左乳 12 点钟方向结节钼靶表现

左乳内上象限见一类圆形肿块影,边缘浸润,可见大导管像,左腋下肿大淋巴结影(A、B)。

【超声表现】见图66-2。

【超声诊断】左乳结节,BI-RADS 3类。

【超声诊断依据】结节特征:实性、低回声、形态规则,边缘光整,部分区域似见小犄角,边界清晰,后方回声增强。CDFI示病变内点、线状血流信号,RI呈低阻。应变弹性成像提示病变软,ARFI及实时剪切波弹性成像提示病变软。BI-RADS 3类。

【推荐】穿刺活检。

【病理诊断】髓样癌。

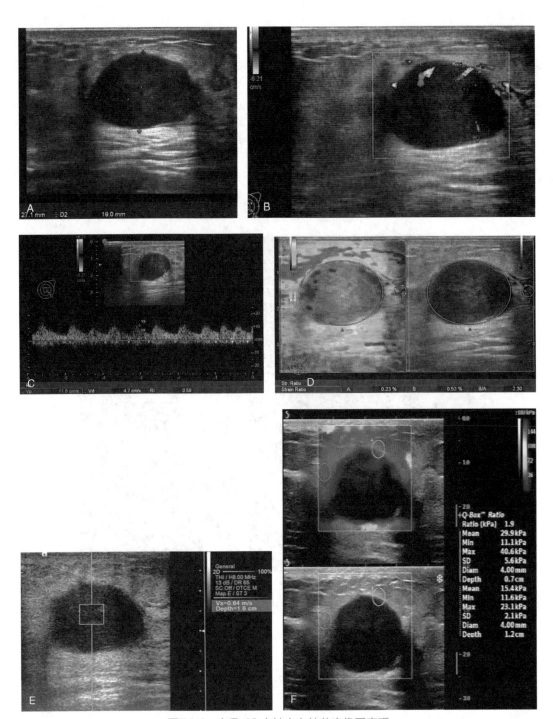

图 66-2　左乳 12 点钟方向结节声像图表现

灰阶图(A)示左乳 12 点钟方向见实性低回声结节,大小约 2.7cm×1.8cm×2.0cm,形态规则,边缘光整,部分区域似见小犄角,边界清晰,后方回声增强;CDFI(B)示病变内点、线状血流信号,Adler 血流评分 3 分;频谱多普勒(C)示病变内血流 PSV 为 11.6cm/s,RI 为 0.57;应变弹性成像(D)示病变整体呈绿色为主,周边蓝绿相间,弹性评分 2 分(建议截断值 3~4 分),应变率比值 2.30(建议截断值 3.11);ARFI 剪切波弹性成像(E)示病变 SWV 为 0.64m/s(建议截断值 4.05m/s);实时剪切波弹性成像(F)示病变 SWEmax 为 40.6kPa(建议截断值 88.4kPa)。

病例 67

【病史】女,51 岁。左乳肿物发现 1 个月。

【实验室检查】相关检查无异常。

【其他影像学检查】钼靶示左乳外上象限局部腺体紊乱、密度增高,建议结合超声检查;
BI-RADS 0 类。

【超声表现】见图 67-1。

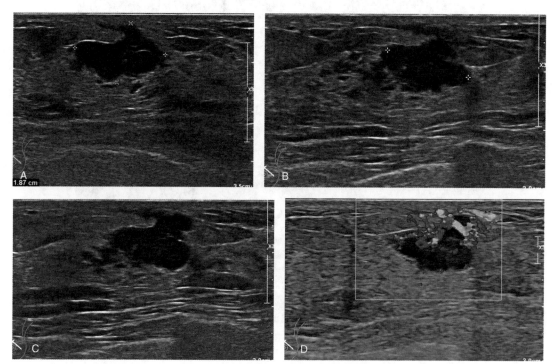

图 67-1　左乳结节声像图表现

灰阶图(A~C)示左乳低回声,1.9cm×1.5cm×1.2cm,形态不规则,边界欠清,边缘成角,
与前方皮肤分界欠清,内见点条状强回声;CDFI(D)示病变内见较丰富血流信号。

【超声诊断】左乳实性结节,BI-RADS 4C 类。

【超声诊断依据】左乳实性结节,形态不规则,边界欠清,边缘成角,内见点条状强回声,
CDFI 示病变局部见丰富血流信号。

【推荐】穿刺活检或手术。

【病理诊断】乳腺浸润性癌(非特殊型,低分化,最大径 2cm),伴髓样特征,周边伴高级
别导管内癌。

病例 68

【病史】女,49 岁。查体发现左乳肿物 1 周余。

【实验室检查】无异常。

【其他影像学检查】钼靶提示左乳异常钙化,见图 68-1。BI-RADS 4C 类。

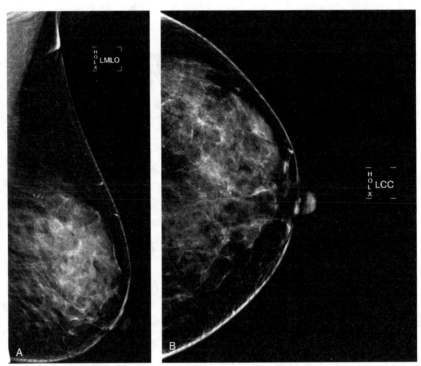

图 68-1　左乳外上象限病灶钼靶表现

左乳外上象限见线样排列不定形及小杆状钙化(A、B)。

【超声表现】见图 68-2。

【超声诊断】左乳结节,BI-RADS 4B 类。

【超声诊断依据】结节特征:实性、低回声、形态尚规则,边缘不光整,锯角形成,内见点状强回声,后方回声增强。CDFI 示病变内无明显血流信号。应变弹性成像提示病变软。ARFI 剪切波弹性成像提示病变硬。BI-RADS 4B 类。

【推荐】穿刺活检或手术。

【病理诊断】黏液癌。

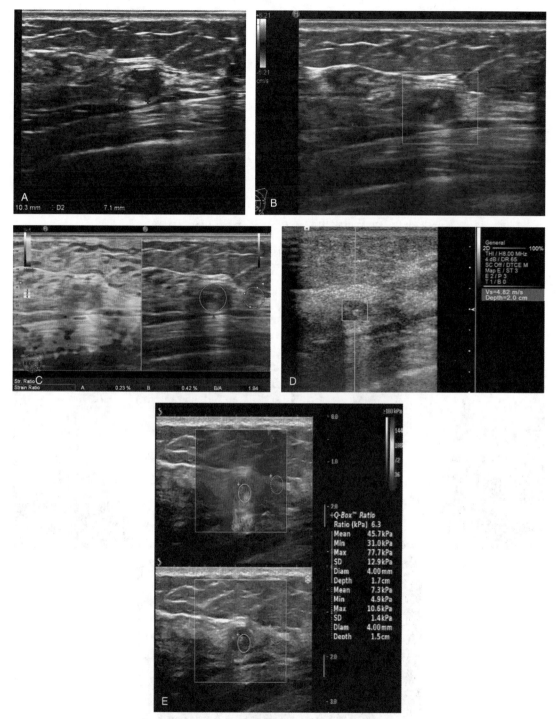

图 68-2　左乳外上象限结节声像图表现

灰阶图（A）示左乳外上象限见实性低回声结节，大小约 1.0cm×0.7cm×0.7cm，形态尚规则，边缘不光整，可见小犄角，边界清晰，内见点状强回声，后方回声增强；CDFI（B）示病变内未见明显血流信号，Adler 血流评分 0 分；应变弹性成像（C）示病变整体呈蓝绿相间，弹性评分 2 分（建议截断值 3~4 分），应变率比值 1.84（建议截断值 3.11）；ARFI 剪切波弹性成像（D）示病变 SWV 为 4.82m/s（建议截断值 4.05m/s）；实时剪切波弹性成像（E）示病变 SWEmax 为 77.7kPa（建议截断值 88.4kPa）。

病例 69

【病史】女，86 岁。发现左乳肿块 1 年。

【实验室检查】糖类抗原 72-4 为 10.79kU/L（参考值范围 0~6.9kU/L）。

【其他影像学检查】无。

【超声表现】见图 69-1。

【超声诊断】左乳结节，超声造影提示血供丰富，BI-RADS 4B 类。

【超声诊断依据】结节特征：实性，边缘局部成角，内见点状强回声。CDFI 示病变内穿支动脉血流，RI 呈高阻。超声造影提示富血供型。BI-RADS 4B 类。

【推荐】穿刺活检。

【病理诊断】富于细胞型黏液癌，周围部分为中级别的导管原位癌（DCIS）约占 5%。

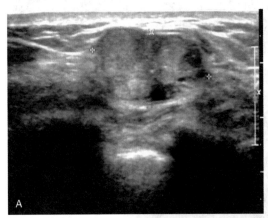
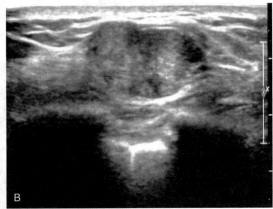
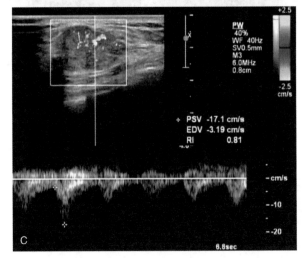

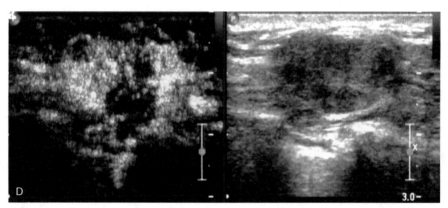

图 69-1　左乳 9 点钟方向结节声像图表现

灰阶图（A、B）示左乳 9 点钟方向乳头旁大小约 2.4cm×1.3cm 的等回声结节,形态尚规则,边缘呈浅分叶状、局部成角,内回声欠均匀,见点状强回声;CDFI(C)示结节内彩色血流信号较丰富,频谱多普勒血流 PSV 为 17.1cm/s,RI 为 0.81;超声造影(D)示结节内造影剂快速填充,呈搏动性增强,此后结节内造影剂消退。

病例 70

【病史】女,35 岁。6 个月前发现左乳肿物,位于乳头内上方,当时直径 1.5~2.0cm 左右,无乳头溢液,无乳房疼痛,无红肿破溃。查体:左乳乳头 8 点钟方向可触及大小 4cm×3cm 肿物,质硬,活动度可,边界尚清。

【实验室检查】无异常。

【其他影像学检查】无。

【超声表现】见图 70-1。

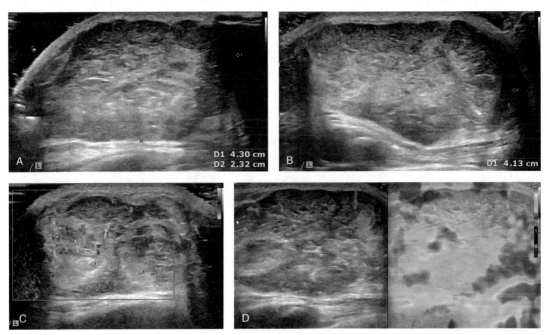

图 70-1 左乳 8 点钟方向结节声像图表现

灰阶图(A、B)示左乳 8 点钟方向距乳头 1cm 处见低回声,大小 4.3cm×4.1cm×2.4cm,形态不规则,边界尚清晰,内见多个点状强回声,部分后伴彗星尾;CDFI(C)示内见条状血流信号;应变弹性成像(D)示病变蓝绿相间,评分 3 分(建议截断值 3~4 分)。

【超声诊断】左乳实性结节伴钙化,BI-RADS 4C 类。

【超声诊断依据】结节特征:生长迅速、形态不规则,边界尚清晰,内见多个点状强回声。

【推荐】穿刺活检或手术。

【病理诊断】(左乳肿物)乳腺黏液癌。

病例 71

【病史】女,51 岁。11 年前因右乳癌局部扩大切除术,术后病理为黏液癌。术后未化疗,行放疗,三苯氧胺治疗 5 年。1 年前发现右乳肿物,位于乳头下方,无乳头溢液,无乳房疼痛,无红肿破溃。1 个月前外院乳腺超声:右乳内下象限可见结构紊乱区,范围 1.0cm×0.7cm,边界不清,CDFI 示病变内血流信号丰富。提示:右乳内下象限结构紊乱区,建议活检或密切随访。

【实验室检查】无异常。

【其他影像学检查】无。

【超声表现】见图 71-1。

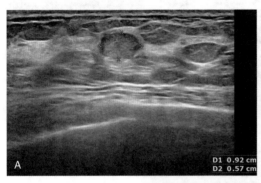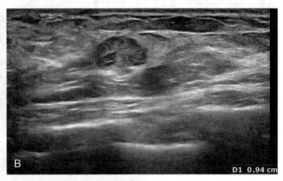

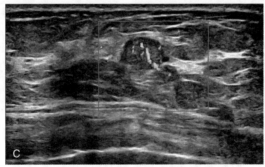

图 71-1　右乳 6~7 点钟方向结节声像图表现

灰阶图(A、B)示右乳 6~7 点钟方向距乳头 2cm 处见低回声,大小 0.9cm×0.9cm×0.6cm,形态欠规则,边尚清晰,内回声欠均;CDFI(C)示周边及内部见条状血流信号。

【超声诊断】右乳实性结节,BI-RADS 4B 类。

【超声诊断依据】右乳黏液癌局部扩大切除术后。结节特征:形态欠规则,内回声欠均。

【推荐】穿刺活检或手术。

【病理诊断】(右乳肿物)乳腺黏液癌。

病例 72

【病史】女,79 岁。双侧乳腺肿物 1 个月。

【实验室检查】相关检查无异常。

【其他影像学检查】双乳钼靶正斜位:双乳多发点状、蛋壳样钙化。左乳内下象限高密度结节;BI-RADS 4A 类。右乳外上象限可见腺体结构紊乱伴大致钙化影;BI-RADS 4A 类。

【超声表现】见图 72-1。

【超声诊断】左乳囊实性结节,BI-RADS 4B 类。右乳实性结节,BI-RADS 4C 类。

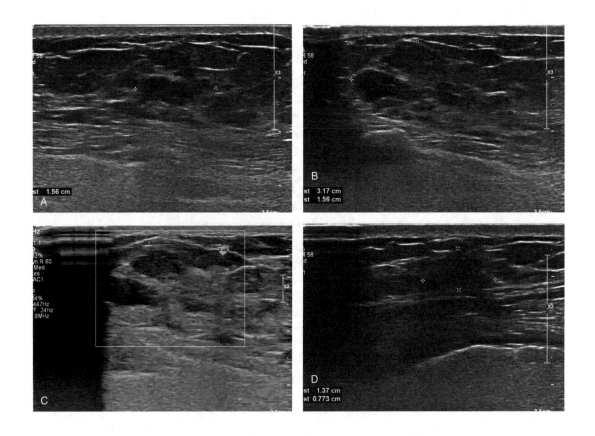

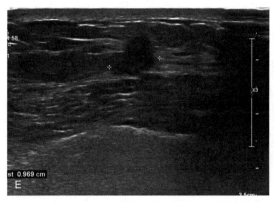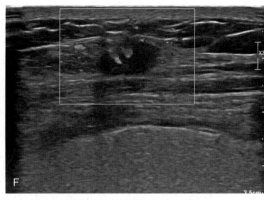

图 72-1 左乳 9 点钟方向及右乳 1 点钟方向结节声像图表现

灰阶图（A、B）示左乳 9 点钟方向低回声，大小约 3.2cm×1.7cm×1.6cm，形态不规则，边界尚清，内见多处无回声；CDFI（C）示病变边缘见条状血流信号；灰阶图（D、E）示右乳 1 点钟方向低回声，大小 1.4cm×1.0cm×0.8cm，形态不规则，边界欠清，边缘分叶状、成角形成，内见点状强回声，部分切面纵横比大于 1；CDFI（F）示病变周边及内部见条状血流信号。

【超声诊断依据】①老年女性；②左乳囊实性结节，以实性为主，形态不规则，边界尚清，CDFI 示病变边缘条状血流信号；③右乳实性结节，形态不规则，边界不清，内见点状钙化，横切面纵横比大于 1，CDFI 示病变周边及内部见条状血流信号。

【推荐】穿刺活检或手术。

【病理诊断】（左乳肿物）乳腺黏液癌（高分化，大小 2.0cm×1.5cm×1cm），周边可见原位实性乳头状癌及中级别导管内癌（显微镜下最大径 0.7cm）（右乳肿物）乳腺浸润性癌（非特殊类型，高分化，大小 0.8cm×0.8cm×0.6cm）。

病例 73

【病史】女,64 岁。2 个月前患者自行触及右乳肿物,位于右乳头内侧,无乳头溢液,无乳房疼痛,无红肿破溃。

【实验室检查】无异常。

【其他影像学检查】乳腺钼靶:右乳多发微钙化。

【超声表现】见图 73-1。

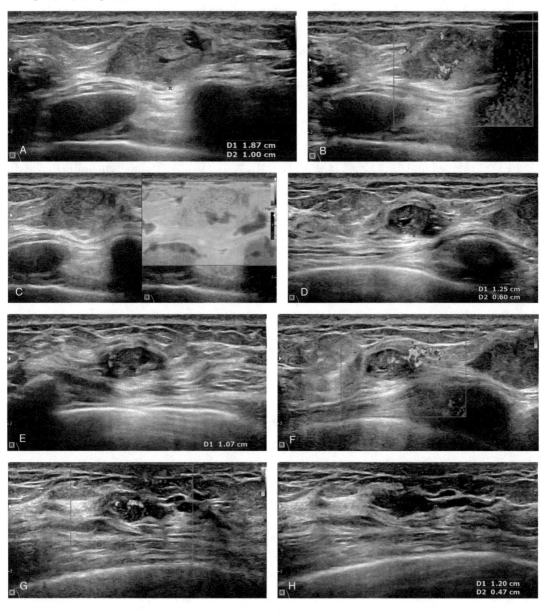

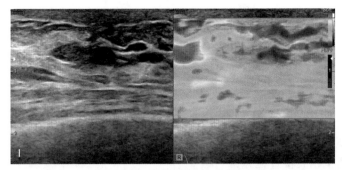

图 73-1　右乳多发结节声像图表现

灰阶图（A）示右乳 4 点钟方向距乳头 4cm 低回声结节，大小 1.9cm×1.0cm，形态欠规则，部分边界欠清晰，内见少许无回声；CDFI（B）示病变内见条状血流信号；弹性成像（C）示病变大部分为绿色，中心少许蓝色，提示病变偏软，弹性评分 3 分（建议截断值 3~4 分）；灰阶图（D、E）示右乳 4 点钟方向距乳头 2.5cm 低回声结节，大小 1.3cm×1.1cm×0.6cm，形态规则，边界尚清晰，内见片状无回声，内另见多个点状强回声，部分后伴彗星尾；CDFI（F、G）示病变内见条状血流信号；灰阶图（H）示右乳头后方 10 点钟方向见低回声，大小 1.2cm×0.5cm，形态规则，边界清，似位于导管内；CDFI 示病变内见稍丰富条状血流信号，其旁可见扩张导管；弹性成像（I）示病变边缘蓝色，内部绿色，质地中等，弹性评分 3 分。

　　【超声诊断】右乳多发实性结节，4 点钟方向两结节，BI-RADS 4A 类。乳头后方 10 点钟乳头旁结节，导管内病变可能。

　　【超声诊断依据】结节特征：老年女性，右乳 4 点钟方向两个结节形态欠规则、部分边界欠清、内见无回声、内见条状血流信号。10 点钟方向为低回声结节，其旁可见扩张导管，结节似位于导管内，血流信号较丰富。

　　【推荐】穿刺活检或手术。

　　【病理诊断】乳腺黏液癌（右乳 4 点钟方向近端及远端肿物）。乳腺低级别导管内癌，部分为导管内乳头状癌（右乳 10 点钟方向肿物）。

病例 74

【病史】女,53 岁。左侧乳头湿疹样改变 3 年,加重 2 个月。
【实验室检查】相关检查无异常。
【其他影像学检查】无。
【超声表现】见图 74-1。

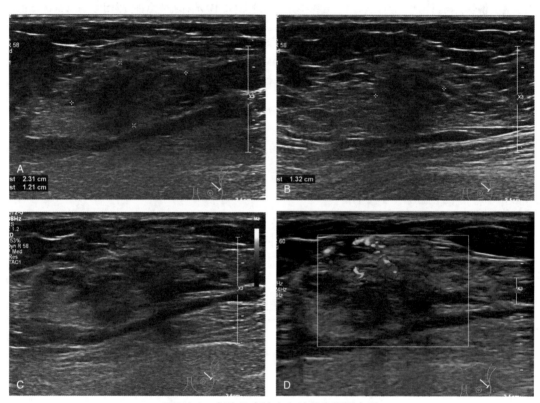

图 74-1　左乳 2 点钟方向结节声像图表现

　灰阶图(A~C)示左乳头后方导管宽约 0.20cm,左乳 2 点钟方向见低回声,大小约 2.3cm × 1.3cm × 1.2cm,
形态不规则,边界不清;CDFI(D)示病变周边及内部见条状血流。

【超声诊断】双乳头后方导管稍宽;左乳实性结节,BI-RADS 4B 类。
【超声诊断依据】老年女性,左乳实性结节,形态不规则,边界不清,CDFI 示病变周边及
内部见条状血流。
【推荐】穿刺活检或手术。
【病理诊断】乳腺组织(左侧)中可见散在高级别导管内癌伴小叶癌化;累及乳头下方
大导管;乳头佩吉特病。

病例 75

【病史】女,61 岁。左乳溢液 8 个月,为淡血色液体,偶伴乳腺刺痛等不适,乳头处皮肤可见结痂。

【实验室检查】无异常。

【其他影像学检查】乳腺钼靶:左乳内下象限多发钙化,左乳实性结节,BI-RADS 4C 类。

【超声表现】见图 75-1。

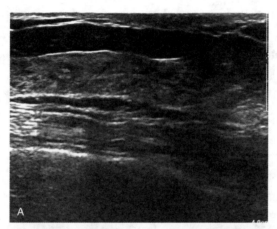

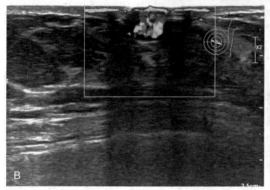 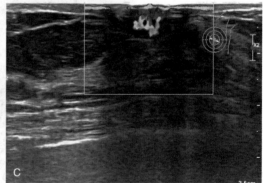

图 75-1 左乳头结节声像图表现

灰阶图(A)示左乳头回声减低;CDFI(B、C)示左乳头内血流信号丰富。

【超声诊断】左乳头内血流信号丰富,佩吉特病可能。

【超声诊断依据】左乳头回声略减低,内部血流信号丰富。乳头皮肤可见结痂,左乳血性溢液。

【推荐】穿刺活检或手术。

【病理诊断】(左侧)乳头佩吉特病,乳腺高级别导管内癌。

病例 76

【病史】女,42 岁。右乳肿物 5 年,4 个月前较发现明显增大。

【实验室检查】相关检查无异常。

【其他影像学检查】无。

【超声表现】见图 76-1。

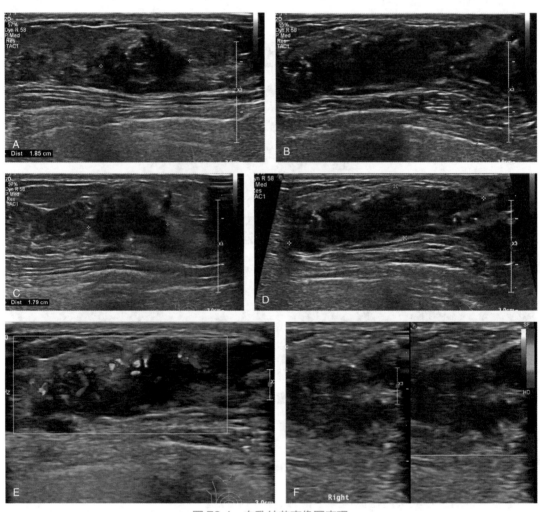

图 76-1　右乳结节声像图表现

灰阶图(A~D)示右乳低回声,大小 4.4cm×1.9cm×1.2cm,形态不规则,边界不清,内见多个点状强回声;CDFI(E)示周边及内部见丰富血流信号;应变弹性成像(F)示病变整体呈红色,提示病变硬,弹性评分 4 分(建议截断值 3~4 分)。

【超声诊断】右乳实性结节,BI-RADS 4C 类。

【超声诊断依据】右乳实现结节,形态不规则,边界不清,内见多个点状钙化,CDFI 示病变周边及内部见丰富血流信号。

【推荐】穿刺活检或手术。

【病理诊断】(右侧)乳头佩吉特病,乳头下方大导管内见高级别导管内癌。

病例 77

【病史】女,48岁。发现右乳肿物1周余。

【实验室检查】无异常。

【其他影像学检查】无。

【超声表现】见图77-1。

【超声诊断】右乳结节,BI-RADS 5类。

【超声诊断依据】结节特征:实性、低回声、形态不规则,边缘分叶状、成角形成,边界欠清,内见点状强回声,后方回声不均匀衰减。CDFI示病变内点、线状血流信号,RI呈高阻。应变弹性成像及剪切波弹性成像提示病变硬。BI-RADS 5类。

【推荐】穿刺活检或手术。

【病理诊断】筛状癌。

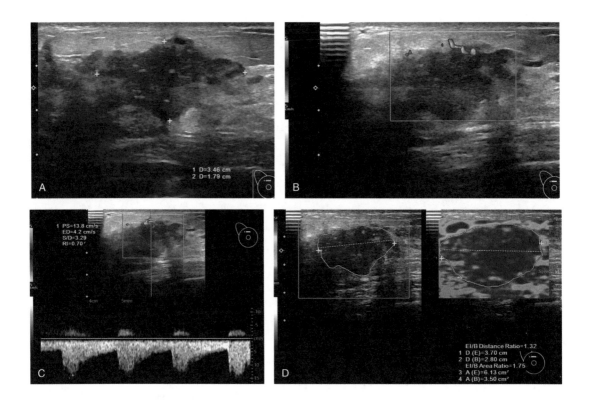

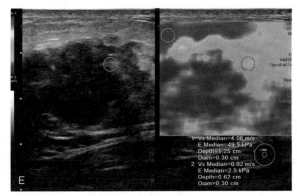

图 77-1　右乳外上象限结节声像图表现

灰阶图（A）示右乳外上象限见实性低回声结节，大小约 3.5cm×1.8cm×2.3cm，形态不规则，边缘分叶状、成角形成，边界欠清，内见点状强回声，后方回声不均匀衰减；CDFI（B）示病变内点、线状血流信号，Adler 血流评分 2 分；频谱多普勒（C）示病变内血流 PSV 为 13.8cm/s，RI 为 0.70；应变弹性成像（D）示病变整体及周围呈蓝色，弹性评分 5 分（建议截断值 3~4 分），直径比 1.32，面积比 1.75；ARFI 剪切波弹性成像（E）示病变 SWV 为 4.06m/s（建议截断值 4.05m/s）。

病例 78

【病史】女,37岁。1个月前发现右乳肿物,位于外上象限,约1cm,无乳头溢液,无乳房疼痛,无红肿破溃。外院乳腺超声:右乳2点钟方向距乳头3cm处见低回声,大小1.7cm×0.9cm,形态不规则,边界欠清晰,部分切面呈小分叶,内回声不均,可见细小点状中强回声,BI-RADS 5类。

【实验室检查】无异常。

【其他影像学检查】

外院乳腺钼靶:右乳内上象限可见不规则形高密度肿块影,大小1.9cm×1.6cm,边缘模糊,其内及周围可见沿导管方向分布的成簇点状钙化,BI-RADS 4C类。

【超声表现】见图78-1。

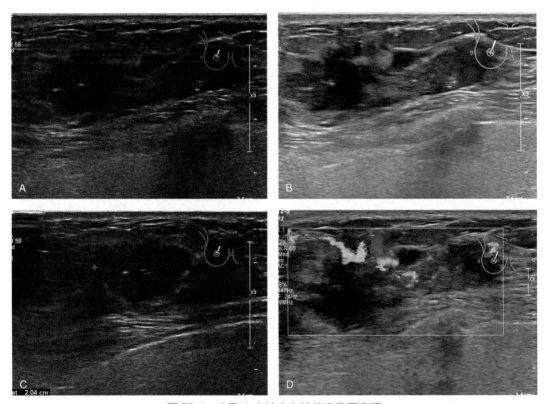

图78-1　右乳1点钟方向结节声像图表现

灰阶图(A~C)示右乳1点钟方向乳头旁见低回声,大小5.6cm×2.0cm×1.3cm,形态不规则,边界不清晰,内见多个点状强回声;CDFI(D)示病变周边较粗大血流信号,内见条状血流信号。

【超声诊断】右乳实性结节伴钙化,BI-RADS 4C 类。

【超声诊断依据】结节特征:形态不规则,边界不清晰,内见多个点状强回声,周边较粗大血流信号,内见条状血流信号。

【推荐】穿刺活检或手术。

【病理诊断】(右乳肿物)乳腺浸润性筛状癌,伴多量低 - 中级别导管内癌及小叶癌。

病例 79

【病史】女,50 岁。右乳肿块 2 年余。

【实验室检查】无。

【其他影像学检查】无。

【超声表现】见图 79-1。

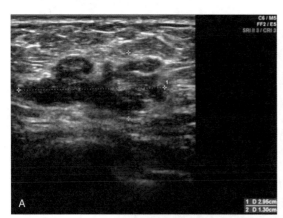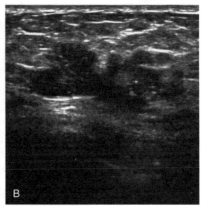

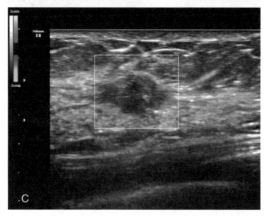

图 79-1　右乳 6~7 点钟方向结节声像图表现

灰阶图(A、B)示右乳 6~7 点钟距乳头 2.2cm 处,见一低回声团块,大小约 3.0cm×1.3cm,形态不规则,边缘分叶状、毛刺形成,呈"蟹足"样生长,内回声不均匀,见多个点状强回声;CDFI(C)示结节内点状彩色血流信号。

【超声诊断】右乳结节,BI-RADS 4C 类。

【超声诊断依据】结节特征:实性、低回声、形态不规则、边缘分叶状、毛刺形成,呈"蟹足"样生长,内回声不均匀,见多枚点状强回声。BI-RADS 4C 类。

【推荐】穿刺活检或手术。

【病理诊断】浸润性化生性癌(低分化鳞状细胞癌伴坏死)。

病例 80

【病史】女,81 岁。发现左乳肿块 1 年,近期自觉明显增大。

【实验室检查】角蛋白 19 片段为 6.64μg/L(参考值范围 0~3.30μg/L)。

【其他影像学检查】肺 CT 示左乳内见团块影,边缘分叶,边界尚清,大小约 5.8cm× 3.7cm。左乳占位,建议增强 CT 检查。

【超声表现】见图 80-1。

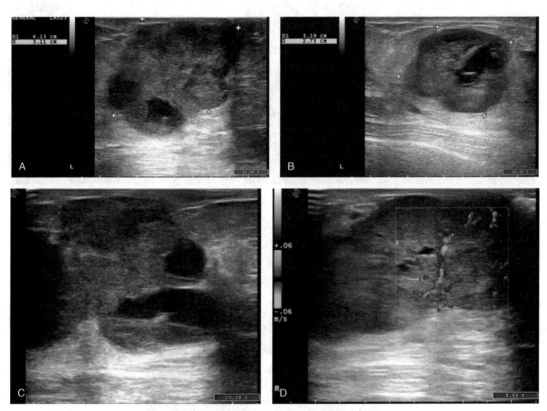

图 80-1　左乳内上象限团块声像图表现

灰阶图(A~C)示左乳内上象限多枚囊实性回声团块,较大的两个大小分别约 4.1cm×3.1cm 及 3.2cm×2.7cm,相互粘连,形态不规则,边缘分叶状,内见不规则无回声区,后方回声增强;CDFI(D)示彩色血流信号较丰富。

【超声诊断】左乳囊实性团块,BI-RADS 4B 类,建议进一步检查。

【超声诊断依据】结节特征:实性为主的囊实性回声,边缘分叶状。CDFI 示病变内丰富血流信号。临床特征:短时间内快速增大。BI-RADS 4B 类。

【推荐】穿刺活检或手术。

【病理诊断】浸润性乳头状癌(Ⅱ级)。

病例 81

【病史】女,78 岁。查体发现右乳结节 1 月余。

【实验室检查】无异常。

【其他影像学检查】钼靶示右乳结节,BI-RADS 4 级。

【超声表现】见图 81-1。

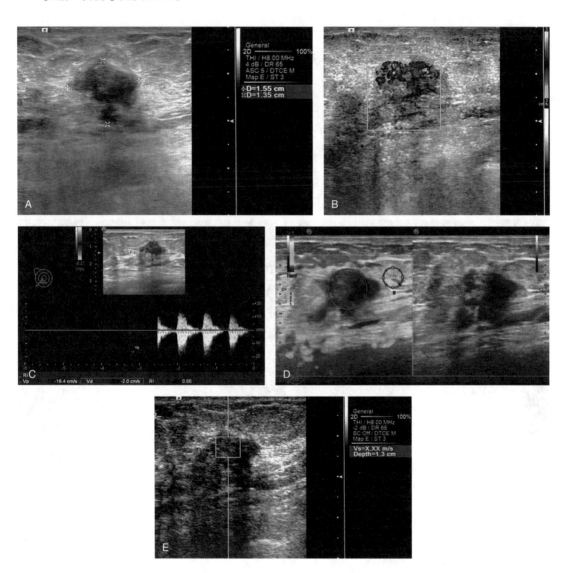

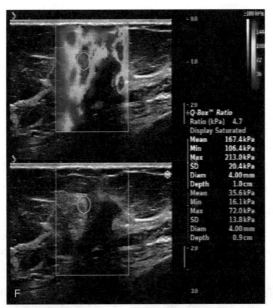

图81-1　右乳结节声像图表现

灰阶图（A）示右乳 6 点钟方向见实性低回声，大小约 1.6cm×1.4cm×1.3cm，形态不规则，边缘分叶状，内见点状强回声，后方回声衰减；CDFI（B）示病变内线状血流信号，Adler 血流评分 3 分；频谱多普勒（C）示病变内血流 PSV 为 16.4cm/s，RI 为 0.88；应变弹性成像（D）示病变整体呈蓝色，弹性评分 4 分（建议截断值 3~4 分），应变率比值 79.0（建议截断值 3.11）；ARFI 剪切波弹性成像（E）多次测量病变 SWV 为 ×.××m/s（建议截断值 4.05m/s）；实时剪切波弹性成像（F）示病变周边呈红色，呈"硬环征"，SWEmax 为 213.0kPa（建议截断值 88.4kPa）。

【超声诊断】右乳结节，BI-RADS 5 类。

【超声诊断依据】结节特征：实性低回声，形态不规则，边缘分叶状，内见点状强回声，后方回声衰减。CDFI 示变内线状血流信号，呈高阻。应变弹性成像、ARFI 及实时剪切波弹性成像提示病变硬。BI-RADS 5 类。

【推荐】建议穿刺活检或手术。

【病理诊断】伴神经内分泌分化的浸润性乳腺癌。

病例 82

【病史】女,46岁。发现左乳肿块1个月。

【实验室检查】无。

【其他影像学检查】钼靶示左乳内下象限深部可疑卵圆形结节影,边缘模糊,病变大小约2.0cm×0.8cm,BI-RADS 3类。

【超声表现】见图82-1。

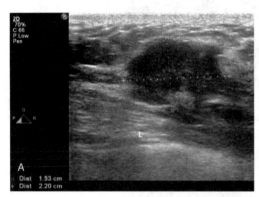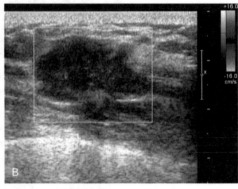

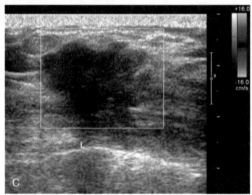

图82-1 左乳8~9点钟方向结节声像图表现

灰阶图(A、B)示左乳8~9点钟方向距乳头约2.3cm处2.2cm×1.5cm的低回声结节,形态不规则,边缘分叶状、成角,呈"蟹足"样生长,内回声不均,见点状强回声,后方回声局部衰减;CDFI(C)示结节内见点状彩色血流信号。

【超声诊断】左乳低回声团块,BI-RADS 5类,建议进一步检查。

【超声诊断依据】结节特征:实性、低回声、形态不规则、边缘分叶状、成角,内见点状强回声,后方回声局部衰减。BI-RADS 5类。

【推荐】穿刺活检或手术。

【病理诊断】浸润性微乳头状癌。

病例 83

【病史】女,66 岁。体检发现左乳肿物 2 周余。

【实验室检查】无异常。

【其他影像学检查】无。

【超声表现】见图 83-1。

【超声诊断】左乳结节,BI-RADS 4A 类。

【超声诊断依据】结节特征:实性、低回声、形态规则,边缘浅分叶状,边界清晰,后方回声无改变。CDFI 示病变内点状血流信号,RI 呈低阻。应变弹性成像提示病变硬,剪切波弹性成像提示病变软。BI-RADS 4A 类。

【推荐】穿刺活检。

【病理诊断】大汗腺癌。

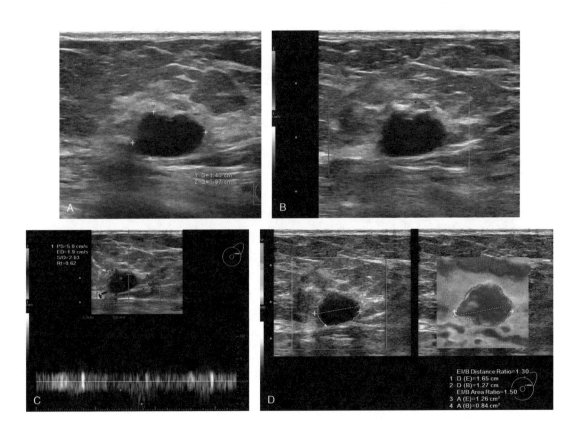

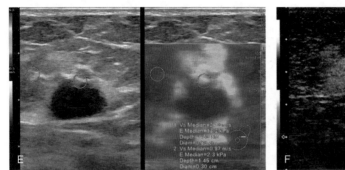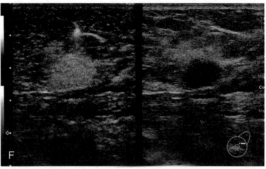

图 83-1　左乳外上象限结节声像图表现

灰阶图（A）示左乳外上象限见实性低回声结节，大小约 1.4cm×0.9cm×1.1cm，形态尚规则，边缘浅分叶状，边界清晰，后方回声无改变；CDFI（B）示病变内点状血流信号，Adler 血流评分 1 分；频谱多普勒（C）示病变内血流 PSV 为 5.0cm/s，RI 为 0.62；应变弹性成像（D）示病变整体及周围呈红色，弹性评分 5 分（建议截断值 3~4 分），直径比 1.30，面积比 1.50；ARFI 剪切波弹性成像（E）示病变 SWV 为 2.10m/s（建议截断值 4.05m/s）；超声造影（F）示病变动脉期呈高增强，范围增大，边缘不光整。

病例 84

【病史】女,65 岁。发现左乳肿物 2 周。2 周前外院乳腺彩超:左乳 12 点钟方向见大小 0.9cm×0.7cm 的不规则低回声肿块,边界不清,CDFI 示病变无明确血流信号。

【实验室检查】无异常。

【其他影像学检查】外院乳腺钼靶:左乳上象限内不规则肿块,边界欠规整,大小 1.6cm×1.5cm,BI-RADS 4B 类。

【超声表现】见图 84-1。

【超声诊断】左乳 12 点钟方向实性结节,BI-RADS 4C 类。

【超声诊断依据】老年女性,实性结节形态不规则,边界模糊。弹性成像提示病变偏硬。

【推荐】穿刺活检或手术。

【病理诊断】(左乳肿物)乳腺浸润性大汗腺癌,周围见少许导管内癌。

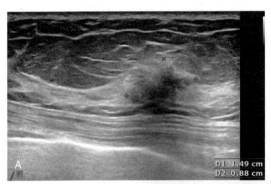
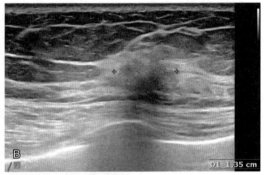
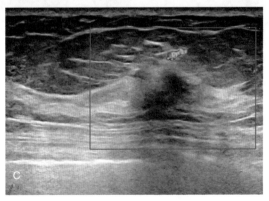

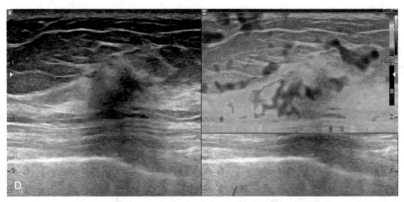

图 84-1　左乳 12 点钟方向结节声像图表现

灰阶图（A、B）示左乳 12 点钟方向距乳头 3cm 处见低回声，大小 1.5cm×1.4cm× 0.9cm，形态不规则，边界模糊；CDFI（C）示周边见条状血流信号；弹性成像（D）示病变整体呈蓝色，提示病变偏硬，弹性评分 4 分（建议截断值 3~4 分）。

病例 85

【病史】女,68岁。体检发现右乳腺肿物2个月。

【实验室检查】相关检查无异常。

【其他影像学检查】钼靶示右乳外上象限稍高密度小结节伴局部腺体结构紊乱;请结合临床。BI-RADS 4A 类;

【超声表现】见图 85-1。

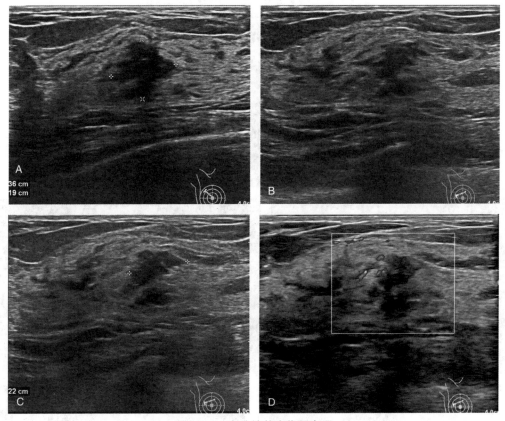

图 85-1　右乳结节声像图表现

灰阶图(A~C)示右乳低回声,大小 1.4cm×1.2cm×1.2cm,形态不规则,边界不清;
CDFI(D)示病变边缘见条状血流信号。

【超声诊断】右乳实性结节,BI-RADS 4C 类。

【超声诊断依据】老年女性,右乳实性结节,形态不规则,边界不清,横切面纵横比约 1。

【推荐】穿刺活检或手术。

【病理诊断】(右乳腺)乳腺大汗腺型导管内癌(中级别,总范围 1.8cm×1.8cm×1.5cm)。

病例 86

【病史】女,45 岁。查体发现右乳结节 1 周。
【实验室检查】无异常。
【其他影像学检查】无。
【超声表现】见图 86-1。

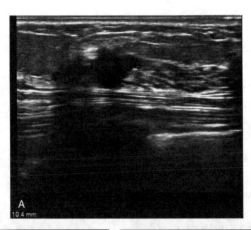

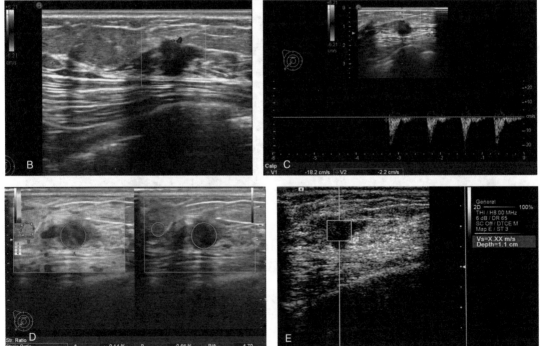

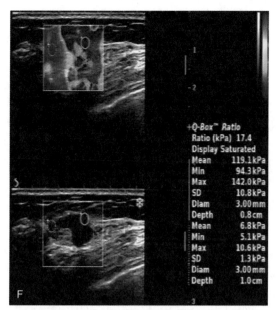

图 86-1　右乳结节声像图表现

灰阶图（A）示右乳外上象限见实性低回声,大小约 1.2cm×1.0cm×1.1cm,形态不规则,边缘分叶状,成角形成,边界清晰,后方回声不均匀略衰减;CDFI（B）示病变内点状血流信号,Adler 血流评分 1 分;频谱多普勒（C）示病变内血流 PSV 为 18.2cm/s,RI 为 0.88 ;应变弹性成像（D）示病变整体及周围呈蓝色,弹性评分 5 分（建议截断值 3~4 分）,应变率比值 4.70（建议截断值 3.11）;ARFI 剪切波弹性成像（E）多次测量病变 SWV 为 X.XXm/s（建议截断值 4.05m/s）;实时剪切波弹性成像（F）示病变周边呈"硬环征",SWEmax 为 142.0kPa（建议截断值 88.4kPa）。

【超声诊断】右乳结节,BI-RADS 4C 类。

【超声诊断依据】结节特征:实性低回声,形态不规则,边缘分叶状,成角形成,边界清晰,后方回声不均匀略衰减。CDFI 示病变内点状血流信号,呈高阻。应变弹性成像、ARFI 及实时剪切波弹性成像提示病变硬。BI-RADS 4C 类。

【推荐】建议穿刺活检或手术。

【病理诊断】小管癌。

病例 87

【病史】女，18 岁。发现左乳肿物 7 月余。

【实验室检查】相关检查无异常。

【其他影像学检查】无。

【超声表现】见图 87-1。

【超声诊断】左乳囊实性结节（实性为主），BI-RADS 4B 类。

【超声诊断依据】左乳巨大囊实性肿物，分叶状，边界清晰，内回声不均，以实性为主，见多处不规则无回声区，CDFI 示病变内见较丰富条状血流信号。

【推荐】穿刺活检或手术。

【病理诊断】乳腺恶性叶状肿瘤，间质过生长（高级别肉瘤）。

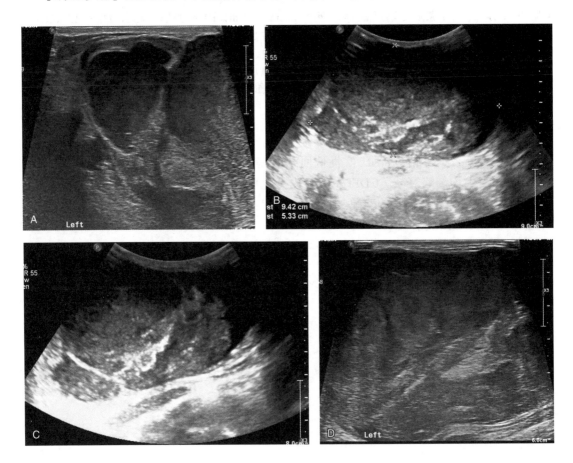

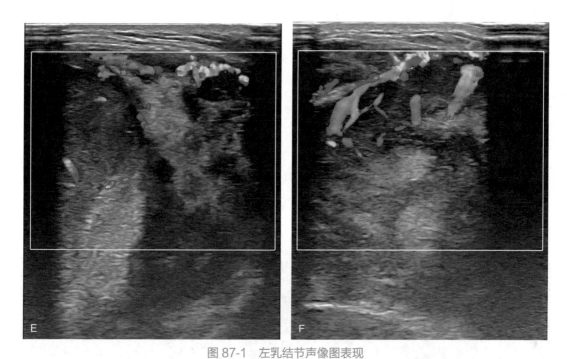

图 87-1　左乳结节声像图表现

灰阶图（A~D）示左乳低回声，大小约 9.8cm×9.4cm×5.3cm，呈分叶状，边界清晰，内回声不均，
见多处不规则无回声区；CDFI（E、F）示内见较丰富条状血流信号。

病例 88

【病史】女,63 岁。发现乳腺肿物 2 周。

【实验室检查】无异常。

【其他影像学检查】无。

【超声表现】见图 88-1。

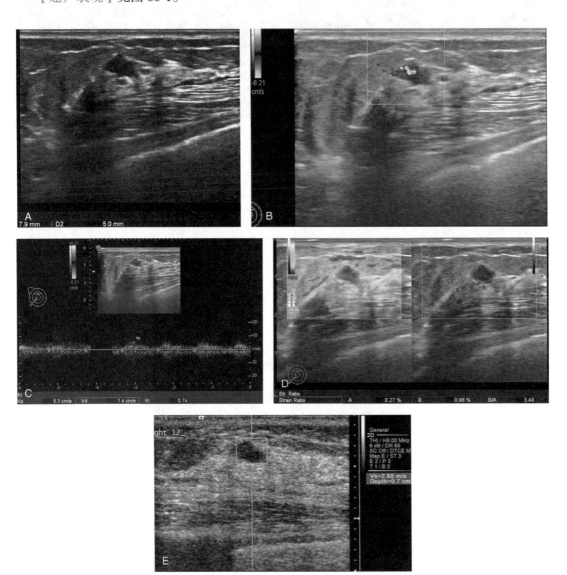

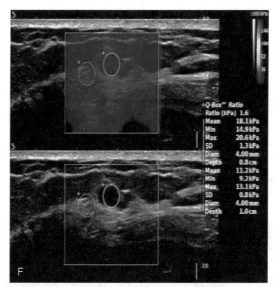

图 88-1　右乳 12 点钟方向结节声像图表现

灰阶图（A）示右乳 12 点钟方向见实性低回声结节，大小约 0.8cm×0.5cm×0.6cm，形态尚规则，边缘浅分叶状，边界清，后方回声略增强；CDFI（B）示病变内条状血流信号，Adler 血流评分 3 分；频谱多普勒（C）示病变内血流 PSV 为 5.3cm/s，RI 为 0.74；应变弹性成像（D）示病变整体呈蓝色为主，弹性评分 4 分（建议截断值 3~4 分），应变率比值 3.48（建议截断值 3.11）；ARFI 剪切波弹性成像（E）示病变 SWV 为 2.88m/s（建议截断值 4.05m/s）；实时剪切波弹性成像（F）示病变 SWEmax 为 20.6kPa（建议截断值 88.4kPa）。

【超声诊断】右乳结节，BI-RADS 4A 类。

【超声诊断依据】结节特征：实性、低回声、形态尚规则，边缘浅分叶状，边界清，后方回声略增强。CDFI 示病变内条状血流信号，RI 呈高阻。应变弹性成像提示病变偏硬。剪切波弹性成像提示病变偏软。BI-RADS 4A 类。

【推荐】穿刺活检或手术。

【病理诊断】低级别导管内癌。

病例 89

【病史】女,35 岁。触及乳腺肿物 1 周余。

【实验室检查】无异常。

【其他影像学检查】钼靶提示 BI-RADS 4 类。

【超声表现】见图 89-1。

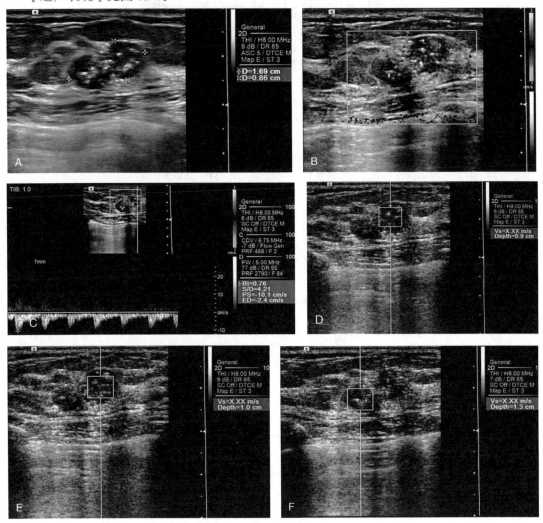

图 89-1　右乳 12 点钟方向结节声像图表现

灰阶图(A)示右乳 12 点钟方向见实性低回声结节,大小约 1.9cm×0.9cm×0.8cm,形态欠规则,边缘微分叶状,边界尚清晰,内见密集点状强回声,周边腺体内见点状强回声,后方回声不均匀略衰减;CDFI(B)示病变内点状及短棒状血流信号,Adler 血流评分 2 分;频谱多普勒(C)示病变内血流 PSV 为 10.1cm/s,RI 为 0.76;ARFI 剪切波弹性成像(D~F)多次测量病变 SWV 为 ×.××m/s(建议截断值 4.05m/s),提示病变硬。

【超声诊断】右乳结节，BI-RADS 4B 类。

【超声诊断依据】结节特征：实性、低回声、形态欠规则，边缘微分叶，内见密集点状强回声，周围腺体内见点状强回声，后方回声不均匀略衰减。CDFI 示病变内点状及短棒状血流，RI 呈高阻。剪切波弹性成像提示病变硬。BI-RADS 4B 类。

【推荐】穿刺活检或手术。

【病理诊断】高级别导管内癌。

病例 90

【病史】女,52岁。触及左乳肿物2周余。

【实验室检查】无异常。

【其他影像学检查】钼靶提示 BI-RADS 4 类。

【超声表现】见图 90-1。

【超声诊断】左乳低回声,BI-RADS 4C 类。

【超声诊断依据】病变特征:非肿块型,片状,实性、低回声,形态不规则,边缘分叶状,与周围腺体小叶分界不清,内见点状强回声,后方回声增强,周围乳导管扩张。CDFI 示病变周边见点状血流,RI 呈高阻。剪切波弹性成像提示病变硬。BI-RADS 4C 类。

【推荐】穿刺活检或手术。

【病理诊断】高级别导管内癌。

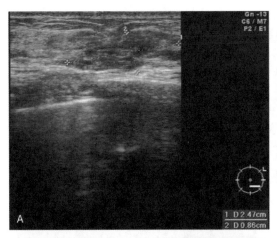
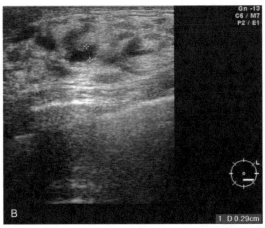
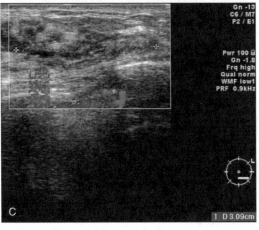
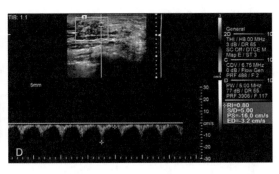

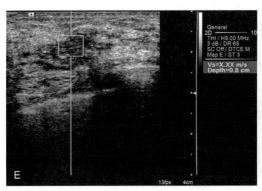
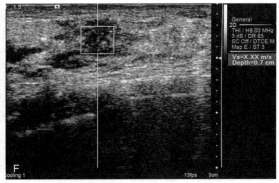

图 90-1　左乳外下象限结节声像图表现

灰阶图（A、B）示左乳外下象限见片状低回声，大小约 2.5cm×0.9cm×1.1cm，形态不规则，边缘分叶状，与周围腺体小叶分界欠清，内见点状强回声，后方回声增强，周围乳导管扩张；CDFI（C）示病变周边点状血流信号，Adler 血流评分 1 分；频谱多普勒（D）示病变内血流 PSV 为 16.0cm/s，RI 为 0.80；ARFI 剪切波弹性成像（E、F）多次测量病变 SWV 为 ×.××m/s（建议截断值 4.05m/s）。

病例 90.1

【病史】女，57 岁。查体发现左乳肿物 3 周。

【实验室检查】无异常。

【其他影像学检查】钼靶提示左乳结节 BI-RADS 4C 类。

【超声表现】见图 90.1-1。

【超声诊断】左乳结节，BI-RADS 4C 类。

【超声诊断依据】结节特征：实性低回声，形态不规则，边缘分叶状，边界清晰，内见密集点状强回声，后方回声衰减。CDFI 示病变周边少许血流信号。应变弹性成像提示病变硬。BI-RADS 4C 类。

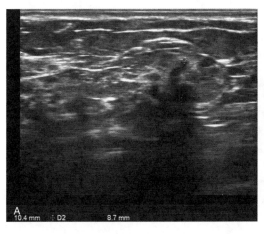
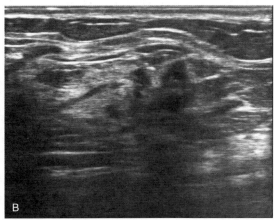

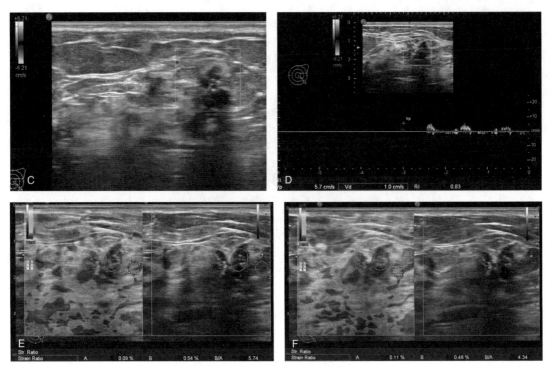

图 90.1-1　左乳结节声像图表现

灰阶图（A、B）示左乳内上象限见实性低回声结节，大小约 1.0cm×0.9cm×0.8cm，形态不规则，边缘分叶状，边界清晰，内见密集点状强回声，后方回声衰减；CDFI（C）示病变周边点状血流信号，Adler 血流评分 0 分；频谱多普勒（D）示病变周边血流 PSV 为 5.7cm/s，RI 为 0.87；应变弹性成像（E、F）示病变整体呈蓝色，伴有少许红绿相间，弹性评分 4 分（建议截断值 3~4 分），应变率比值 5.74（建议截断值 3.11）。

【推荐】建议穿刺活检或手术。
【病理诊断】高级别导管内癌。

病例 91

【病史】女,51 岁。左乳癌保乳术后 3 月,发现左乳肿物 1 个月。

【实验室检查】相关检查无异常。

【其他影像学检查】双乳钼靶正斜位:左乳内上象限深部簇状钙化影,BI-RADS 0 类。

【超声表现】见图 91-1。

【超声诊断】左乳多发实性结节,BI-RADS 4C 类。

【超声诊断依据】左乳癌保乳术后,左乳再次发现多发实性肿物,形态不规则,边界不清,CDFI 示病变边缘见条状血流信号。

【推荐】穿刺活检或手术。

【病理诊断】(左乳肿物)乳腺中 - 低级别导管内癌(总范围 3.5cm×2cm×1.5cm,伴局灶神经内分泌分化),伴多小灶的浸润性癌(非特殊型,中分化,镜下最大径 0.4cm,伴局灶神经内分泌分化),并伴多小灶的黏液癌(高分化,镜下最大径 0.4cm)。

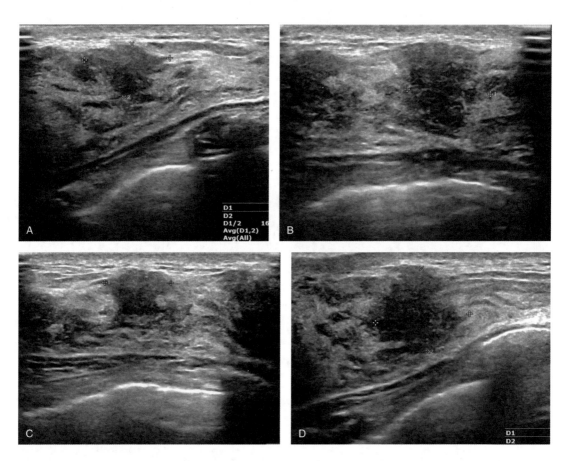

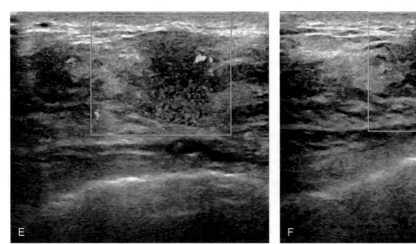

图 91-1 左乳 6 点钟及 7 点钟方向结节声像图表现

灰阶图（A~D）示左乳 6 点钟及 7 点钟方向见 2 个低回声，大小分别为 1.5cm×1.3cm×1.3cm 及 1.4cm×1.2cm×0.7cm，形态不规则，边界不清；CDFI（E、F）示边缘见条状血流信号。

病例 92

【病史】女,42 岁。发现右乳肿物 10 天,直径约 2cm,无乳头溢液,无乳房疼痛,无红肿破溃。1 周前外院乳腺彩超:右乳上方 12 点钟方向距乳头 2cm 处见范围 1.3cm×1.2cm×1.2cm 低回声肿物,形态欠规则,边界欠清晰,内不回声不均,CDFI 示病变无明显异常血流信号。

【实验室检查】无异常。

【其他影像学检查】

外院乳腺钼靶:右乳高密度结节影,可见簇状钙化。乳腺 MRI:右乳上象限见多发斑片状、环状及结节状高强化灶。

【超声表现】见图 92-1。

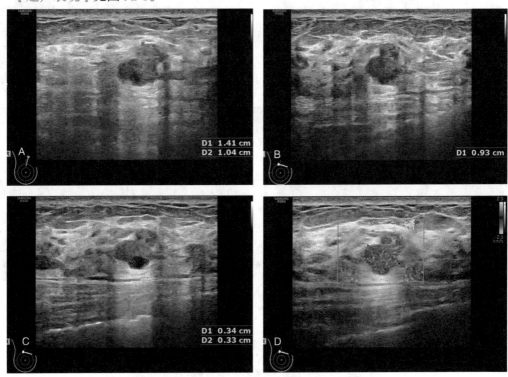

图 92-1　右乳 1 点钟方向结节声像图表现

灰阶图(A~C)示右乳 1 点钟方向距乳头 3cm 处见低回声,大小 1.4cm×0.9cm×1.0cm,形态欠规则,边界清晰,内见无回声,大小 0.3cm×0.3cm;CDFI(D)示病变内见条状血流信号。

【超声诊断】右乳囊实性结节(以实性为主),BI-RADS 4A 类。

【超声诊断依据】结节特征:囊实性结节,横切面纵横比大于 1,形态欠规则。

【推荐】穿刺活检或手术。

【病理诊断】(右乳肿物)乳腺神经内分泌导管内癌。

病例 93

【病史】女,59 岁。发现左乳晕下肿物 3 周。

【实验室检查】无异常。

【其他影像学检查】无。

【超声表现】见图 93-1。

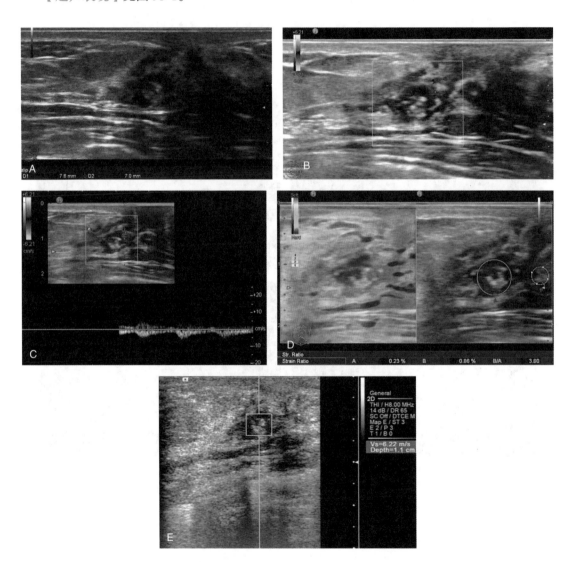

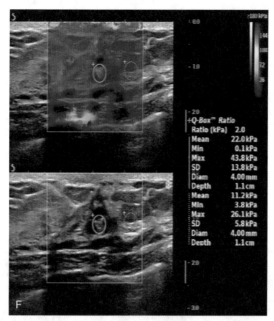

图 93-1　左乳乳晕下结节声像图表现

灰阶图（A）示左乳乳晕下见实性低回声结节，大小约 0.8cm×0.7cm×0.6cm，形态尚规则，边缘分叶状，边界欠清，内见密集点状强回声，后方回声增强；CDFI（B）示病变内点状血流信号，Adler 血流评分 1 分；频谱多普勒（C）示病变内血流 PSV 为 4.9cm/s，RI 为 0.63；应变弹性成像（D）示病变整体呈蓝色，弹性评分 4 分（建议截断值 3~4 分），应变率比值 3.80（建议截断值 3.11）；ARFI 剪切波弹性成像（E）示病变 SWV 为 6.22m/s（建议截断值 4.05m/s），提示病变硬；实时剪切波弹性成像（F）示病变 SWEmax 为 43.8kPa（建议截断值 88.4kPa）。

　　【超声诊断】左乳结节，BI-RADS 4B 类。

　　【超声诊断依据】结节特征：实性、低回声、形态尚规则，边缘分叶状，边界不清，内见密集点状强回声，后方回声增强。CDFI 示病变内点状血流，RI 呈低阻。应变弹性成像、ARFI 剪切波弹性成像提示病变硬。BI-RADS 4B 类。

　　【推荐】穿刺活检或手术。

　　【病理诊断】高级别导管内癌。

病例 94

【病史】女,55 岁。发现左乳肿物 2 周。

【实验室检查】无异常。

【其他影像学检查】无。

【超声表现】见图 94-1。

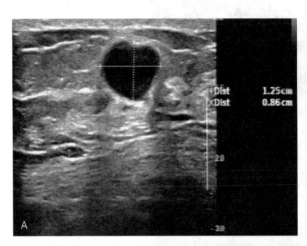

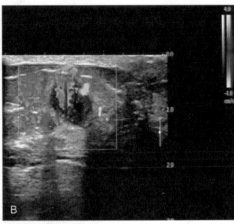

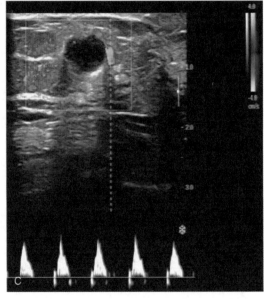

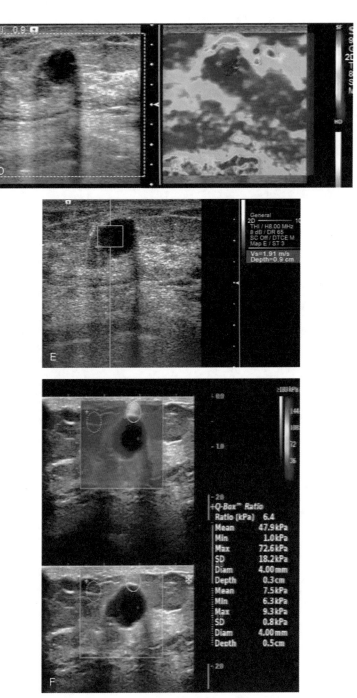

图 94-1　左乳 9 点钟方向结节声像图表现

灰阶图（A）示左乳 9 点钟方向见实性低回声结节，内似见囊变区，大小约 13cm×0.9cm×1.0cm，形态规则，边缘浅分叶状，边界清晰，后方回声增强；CDFI（B）示病变内短棒状血流信号，Adler 血流评分 1 分；频谱多普勒（C）示病变内血流 PSV 为 10.0cm/s，RI 为 0.80；ARFI 应变弹性成像（D）示病变整体及周围呈蓝色，弹性评分 5 分（建议截断值 3~4 分）；ARFI 剪切波弹性成像（E）示病变 SWV 为 1.91m/s（建议截断值 4.05m/s），提示病变软；实时剪切波弹性成像（F）示病变 SWEmax 为 72.6kPa（建议截断值 88.4kPa），提示病变软。

【超声诊断】左乳结节,BI-RADS 4A 类。

【超声诊断依据】结节特征:实性、低回声、形态规则,类圆形,有囊变,边缘浅分叶状,边界清晰,后方回声增强。CDFI 示病变内血流信号,RI 呈高阻。ARFI 应变弹性成像提示病变硬。BI-RADS 4A 类。

【推荐】穿刺活检。

【病理诊断】导管原位癌。

病例 95

【病史】女,61 岁。触及左乳结节半月余。

【实验室检查】无异常。

【其他影像学检查】钼靶提示 BI-RADS 5 类,MRI 提示 BI-RADS 5 类。

【超声表现】见图 95-1。

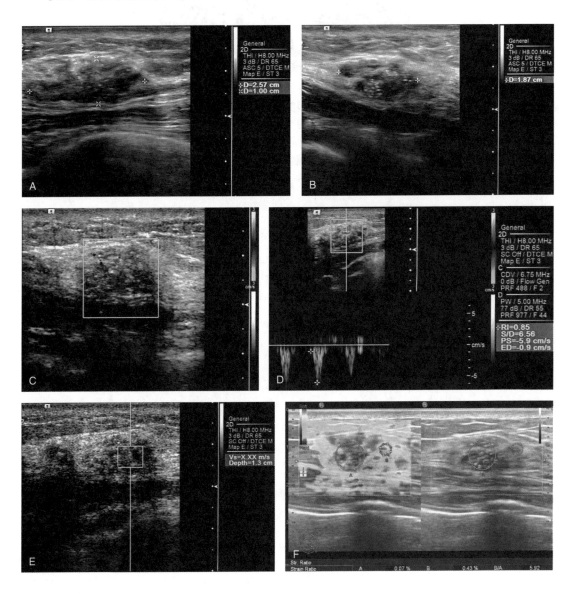

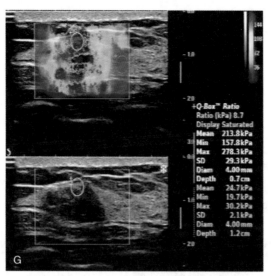

图 95-1　左乳结节声像图表现

灰阶图（A、B）示左乳 12 点钟方向见实性低回声结节,大小约 1.9cm×1.0cm×1.4cm,形态欠规则,边缘分叶状,边界清晰,内见密集点状强回声,后方回声不均匀略衰减;CDFI(C)示病变内点状血流信号,Adler 血流评分 1 分;频谱多普勒(D)示病变内血流 PSV 为 5.9cm/s,RI 为 0.85；ARFI 剪切波弹性成像(E)多次测量病变 SWV 为 ×.×××m/s(建议截断值 4.05m/s),提示病变硬;应变弹性成像(F)示病变整体呈蓝色,弹性评分 4 分(建议截断值 3~4 分),应变率比值 5.92(建议截断值 3.11);实时剪切波弹性成像(G)示病变整体呈红色,SWEmax 为 278.3kPa(建议截断值 88.4kPa)。

【超声诊断】左乳结节,BI-RADS 5 类。

【超声诊断依据】结节特征:实性低回声,形态欠规则,边缘分叶状,边界清晰,内见密集点状强回声,后方回声不均匀略衰减。CDFI 示病变内点状血流信号,呈高阻。应变弹性成像、ARFI 及实时剪切波弹性成像提示病变硬。BI-RADS 5 类。

【推荐】建议穿刺活检或手术。

【病理诊断】高级别导管原位癌。

病例 96

【病史】女,56 岁。1 年前体检发现右侧乳腺肿物。1 年前外院乳腺彩超:右乳 10 点钟方向处见低回声,0.7cm×0.3cm,边界清晰,回声均匀,CDFI 示病变无明显血流信号。乳腺钼靶:右乳外上象限 1 个大小约 2.0cm×1.6cm 结节影,呈分叶状,边缘清晰,局部伴彗星尾,考虑右乳结节影,BI-RADS 3~4 类。

【实验室检查】无异常。

【其他影像学检查】无。

【超声表现】见图 96-1。

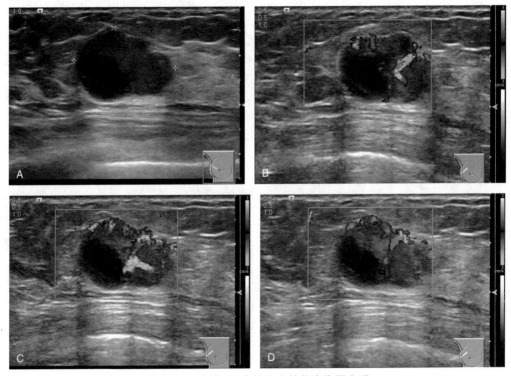

图 96-1　右乳 10 点钟方向结节声像图表现

灰阶图(A)示右乳 10 点钟方向距乳头 6cm 处见混合回声,大小 2.1cm×1.5cm,形态欠规则,边界清晰;CDFI(B~D)示病变内见较丰富血流信号。

【超声诊断】右乳囊实性结节,BI-RADS 4B 类。

【超声诊断依据】结节特征:囊实性、形态欠规则、血流信号丰富。

【推荐】穿刺活检或手术。

【病理诊断】(右乳肿物)致密纤维组织及囊壁中间乳头状结构,结合免疫组化考虑病变为包裹性乳头状癌。

病例 97

【病史】女,72 岁。发现左乳肿物 4 个月。

【实验室检查】相关检查无异常。

【其他影像学检查】双乳钼靶正斜位:左乳头后方偏下高密度结节,大小约 1.98cm×1.76cm,边界清晰。BI-RADS 4B 类,建议必要时活检。

【超声表现】见图 97-1。

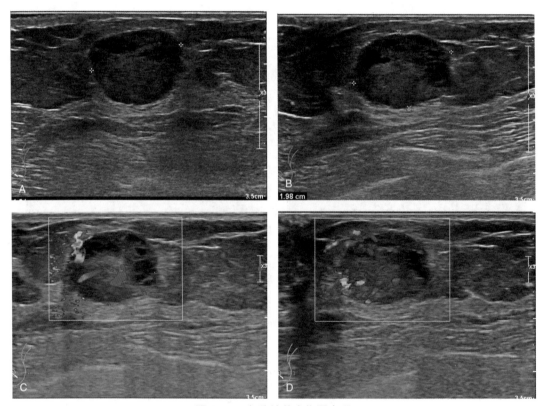

图 97-1　左乳结节声像图表现

灰阶图(A、B)示左乳低回声,内见多个小片状无回声,形态尚规则,边界尚清。

CDFI(C、D)示病变周边及内部见条状血流信号,可探及高阻动脉频谱。

【超声诊断】左乳囊实性结节,BI-RADS 4B 类。

【超声诊断依据】老年女性,囊实性结节,实性为主,内见高阻动脉血流。

【推荐】穿刺活检或手术。

【病理诊断】(左乳肿物)乳腺包裹性乳头状癌(直径 2cm)。

病例 98

【病史】女,61 岁。发现左乳肿物 1 周余。

【实验室检查】无异常。

【其他影像学检查】无。

【超声表现】见图 98-1。

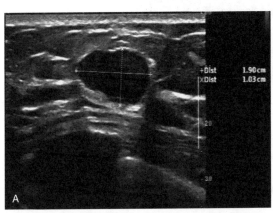

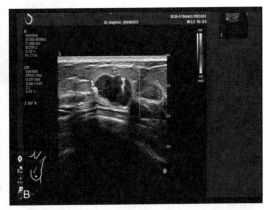

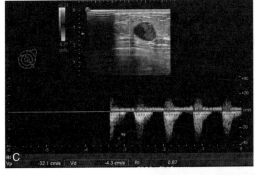

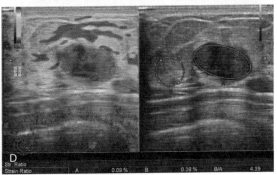

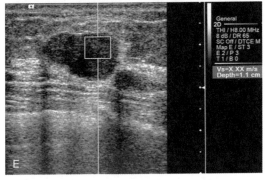

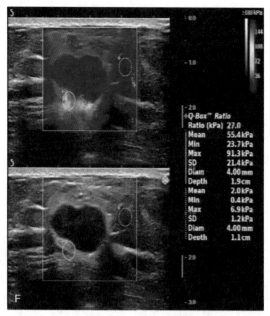

图 98-1　左乳内上象限结节声像图表现

灰阶图（A）示左乳内上象限见低回声结节，大小约 1.9cm×1.0cm×1.5cm，形态规则，边缘浅分叶状，边界清晰，内见囊变区，后方回声增强；CDFI（B）示病变内条状血流信号，Adler 血流评分 3 分；频谱多普勒（C）示病变内血流 PSV 为 32.1cm/s，RI 为 0.87；应变弹性成像（D）示病变整体呈蓝色，弹性评分 4 分（建议截断值 3~4 分），应变率比值 4.39（建议截断值 3.11）；ARFI 剪切波弹性成像（E）多次测量病变 SWV 为 ×.×× m/s（建议截断值 4.05m/s），提示病变硬；实时剪切波弹性成像（F）示病变 SWEmax 为 91.3kPa（建议截断值 88.4kPa）。

　　【超声诊断】左乳结节，BI-RADS 4B 类。

　　【超声诊断依据】结节特征：囊实性、形态规则，边缘浅分叶状，边界清晰，后方回声增强。CDFI 示病变内条状血流信号，RI 呈高阻。应变弹性成像、ARFI 及实时剪切波弹性成像提示病变硬，BI-RADS 4B 类。

　　【推荐】穿刺活检或手术。

　　【病理诊断】囊内乳头状癌。

病例 99

【病史】女, 70 岁。查体发现右乳肿物 2 个月。

【实验室检查】无异常。

【其他影像学检查】MRI 检查提示右乳肿物见图 99-1。BI-RADS 4 类。

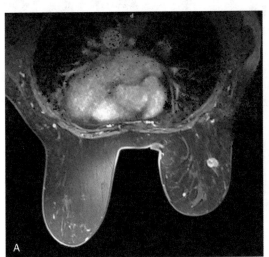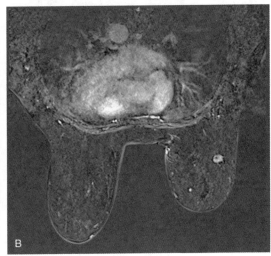

图 99-1　右乳外上象限结节 MRI 表现

右乳外上象限肿块影, T_2WI 脂肪抑制序列表现为高信号；增强后肿物呈高强化（A、B）。

【超声表现】见图 99-2。

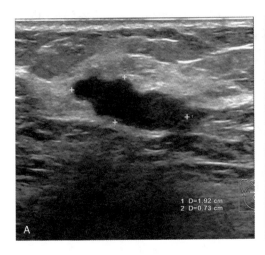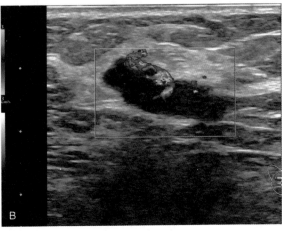

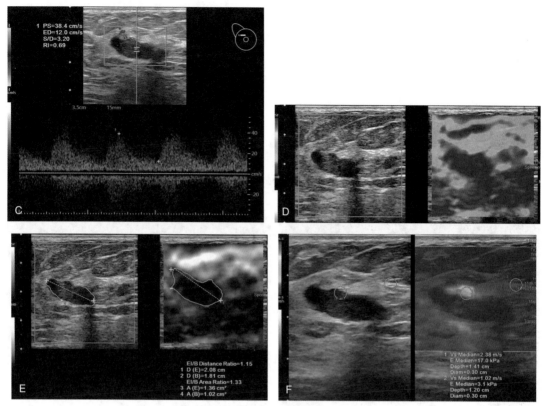

图 99-2　右乳外上象限结节声像图表现

灰阶图（A）示右乳外上象限见实性低回声结节，大小约 1.9cm×0.7cm×0.9cm，形态尚规则，边缘浅分叶状，边界尚清，内似可见囊变区，后方回声略增强；CDFI（B）示病变内线状血流信号，Adler 血流评分 3 分；频谱多普勒（C）示病变内血流 PSV 为 38.4cm/s，RI 为 0.69；应变弹性成像（D、E）示病变整体及周围呈蓝色，弹性评分 5 分（建议截断值 3~4 分），直径比 1.15，面积比 1.33；ARFI 剪切波弹性成像（F）示病变 SWV 为 2.38m/s（建议截断值 4.05m/s），提示病变软。

【超声诊断】右乳结节，BI-RADS 4A 类。

【超声诊断依据】结节特征：实性、低回声、形态尚规则，边缘浅分叶状，边界尚清，内似见囊变区，后方回声略增强。CDFI 示病变内线状血流，RI 呈低阻。应变弹性成像提示病变硬。剪切波弹性成像提示病变软。BI-RADS 4A 类。

【推荐】穿刺活检。

【病理诊断】囊内乳头状癌。

病例 100

【病史】女,51 岁。既往乳腺结节复查。

【实验室检查】无。

【其他影像学检查】无。

【超声表现】见图 100-1。

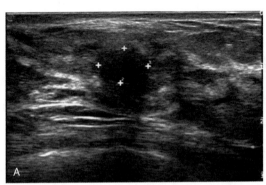 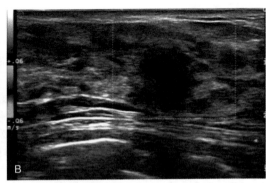

图 100-1 左乳 3 点钟方向结节声像图表现

灰阶图(A)示左乳 3 点钟方向距乳头 3.0cm 处探及 1 个低回声结节,大小约 0.9cm×0.6cm,形态规则,
边缘尚规整,后方回声衰减;CDFI(B)示结节内未见明显彩色血流信号。

【超声诊断】左乳结节,BI-RADS 3 类。

【超声诊断依据】结节特征:低回声,后方回声衰减。BI-RADS 3 类。

【推荐】穿刺活检。

【病理诊断】(左乳 3 点钟方向麦默通)乳腺增生症伴多灶小叶内瘤变及散在导管上皮
异型增生(ADH),倾向灶性小叶原位癌(低级别)形成。

推荐阅读

1. 何年安. 超声乳腺影像报告及数据系统分级解读与临床应用新进展. 安徽医学, 2015, 36 (11): 1424-1427.

2. 刘健, 武敬平, 王宁, 等. 弹性应变率比值联合乳腺超声影像报告和数据系统诊断乳腺结节的应用价值. 中国医学科学院学报, 2021, 43 (1): 63-68.

3. 刘健, 武敬平, 王宁, 等. 声脉冲辐射力弹性成像联合常规超声诊断乳腺肿物的应用价值. 北京医学, 2021, 43 (5): 403-406, 411.

4. 刘健, 王宁, 武敬平, 等. 剪切波弹性成像联合常规超声诊断乳腺癌的价值. 医学研究杂志, 2020, 49 (11): 122-125, 131.

5. 姜玉新, 张运. 超声医学高级教程. 北京: 人民军医出版社, 2015.

6. 詹维伟, 周建桥. 乳腺超声影像报告与数据系统解读. 北京: 人民卫生出版社. 2015.

7. 朱庆莉, 姜玉新. 乳腺影像报告与数据系统指南. 5 版. 中华医学超声杂志 (电子版), 2016, 13 (1): 5-7.

8. AMERICAN COLLEGE OF RADIOLOGY. ACR practice guideline for communication of diagnostic imaging findings. http://www. acr. org/media/ACR/Documents/PGTS/guidelines/Comm_Diag_Imaging. pdf.

9. ADLER DD, CARSON PL, RUBIN JM, et al. Doppler ultrasound color flow imaging in the study of breast cancer: Preliminary findings. Ultrasound Med Biol, 1990, 16: 553-559.

10. BARR RG, NAKASHAIMA K, AMY D, et al. WFUMB guidelines and recommendations for clinical use of ultrasound elastography: Part 2: breast. Ultrasound Med Biol, 2015, 41 (5): 1148-60.

11. COSTANTINI M, BELLI P, IERARDI C, et al. Solid breast mass characterisation: use of the sonographic BI-RADS classification. Radiol Med, 2007, 112 (6): 877-894.

12. COSGROVE D, PISCAGLIA F, BAMBER J, et al. EFSUMB guidelines and recommendations on the clinical use of ultrasound elastography. Part 2: Clinical applications. Ultraschall Med, 2013, 34 (3): 238-253.

13. ITOH A, UENO E, TOHNO E, et al. Breast disease: clinical application of US elastography for diagnosis. Radiology, 2006, 239: 341-350.

14. KWAK JY, KIM EK, PARK HL, et al. Application of the breast imaging reporting and data system final assessment system in sonography of palpable breast lesions and reconsideration of the modified triple test. J Ultrasound Med, 2006, 25 (10): 1255-1261.

15. MENDE LSON EB, BOHM-VELEZ M, BERG WA, et al. ACR BIRADS Ultrasound//ACR BI-RADS Atlas, Breast Imaging Reporting and Data System. Reston: American College of Radiology, 2013.

16. FARUK T, ISLAM MK, AREFIN S, et al. The Journey of Elastography: Background, Current Status, and Future Possibilities in Breast Cancer Diagnosis. Clin Breast Cancer, 2015, 15 (5): 313-324.

17. ZHI H, XIAO XY, YANG HY, et al. Ultrasonic elastography in breast cancer diagnosis: strain ratio vs. 5-point scale. Acad Radiol, 2010, 17 (10): 1227-1233.

18. HUff JG. The sonographic findings and differing clinical implications of simple, complicated, and complex breast cysts. J Natl Compr Canc Netw, 2009, 7 (10): 1101-1104.

诊断名称	病例序号	页码
纤维腺瘤	1,2,3,4	1,12,19,20
纤维瘤病	5	22
腺病	6,7,8,9,10,11	24,27,29,31,32,33
非典型增生	12	34
乳腺增生症	13	36
硬化性腺病	14,15,16,17,18,19	37,38,40,41,42,43
导管内乳头状瘤	20,21,22,23	44,46,47,49
导管内乳头状瘤病	24	51
良性叶状肿瘤	25,26	53,57
交界性叶状肿瘤	27,28,29	59,61,63,
肉芽肿性乳腺炎	30,31,32	65,67,69
浆细胞性乳腺炎	33,34	71,73
乳腺结核	35	75
胸壁结核累及左侧乳腺	35.1	76
腺肌上皮瘤样增生	36	78
腺肌上皮性肿瘤	37,38	80,82
错构瘤	39,40	84,85
囊肿	41,42	87,89
脂肪坏死结节	43,44	91,93
颗粒细胞瘤	45	95
异物伴玻璃样变及钙化	46	96
混合型癌,浸润性导管癌为主,部分浸润性小叶癌	47	98
浸润性癌	48,49	100,101
浸润性导管癌	50,51,52,53,54,55,56,57,58	104,136,146,148,162,163,165,167,169
浸润性小叶癌	59,60,61,62,63,64	170,172,174,176,178,179
髓样癌	65,66,67	181,183,185